김훈하 약사의
하루 한 장
항암 다이어리

김훈하 약사

동덕여대 약학대학을 졸업하고 2002년 열방약국을 개업하여 20년 넘게 운영하고 있다. 2018년 유방암 2기 진단을 받고 투병 경험이 바탕이 되어 암에 관한 연구를 시작하게 되었다. 네이버 블로그 '열방약국 유방암 상담소'에 유방암 치료에 관한 김훈하 약사만의 방법들을 소개하였고 유방암 환자들의 상담이 시작되었다.

자신의 투병 노하우를 담은 『열방약국 유방암상담소』, 4기 폐암을 이겨 낸 저자 아버지의 스토리를 담은 『열방약국 말기암통합요법상담소』, 암 치유에 대한 저자의 열정을 담은 『캔서 위너』, 암환자들의 전이와 재발을 막는 건강 식단을 소개한 『기적의 항암식단』을 출간하였다. 이 책들은 암 환자와 그 가족들의 큰 지지를 받아 건강 분야에서 장기 베스트셀러로 자리매김하고 있다.

열방약국과 (주)큐라엘의 대표로서 유튜브 채널 「열방상담소」를 통해 암 관련 주제로 지속적인 교육과 환자들과의 소통을 이어 가고 있으며, 암 환자들을 위한 채소 주스 '베지셀'을 출시하여 식이요법에 혁신을 가져왔다. 활발한 저술 활동과 강연을 통해서 말기 암 치료의 새로운 방향을 제시하고, 식이요법·영양요법·천연물요법의 중요성을 널리 알리고 있다.

유튜브 김훈하의 열방상담소

김훈하 약사의
하루 한 장 항암 다이어리

초판 1쇄 인쇄 2026년 2월 19일
초판 1쇄 발행 2026년 2월 26일

지은이 김훈하

발행인 장상진
발행처 (주)경향비피
등록번호 제2012-000228호
등록일자 2012년 7월 2일

주소 서울시 영등포구 양평동 2가 37-1번지 동아프라임밸리 507-508호
전화 1644-5613 | 팩스 02) 304-5613

ISBN 978-89-6952-647-2 13510

·값은 표지에 있습니다.
·파본은 구입하신 서점에서 바꿔드립니다.

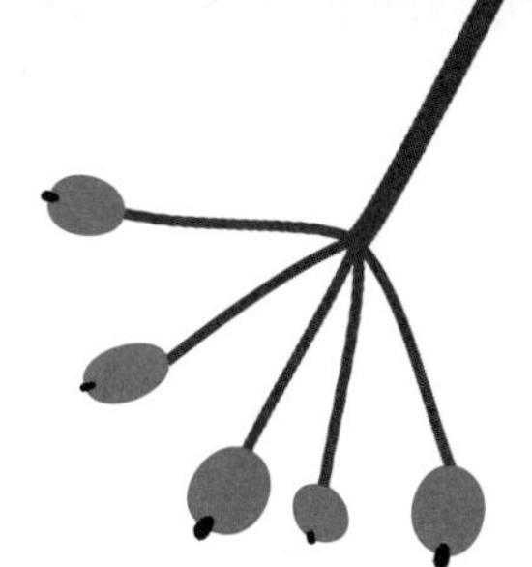

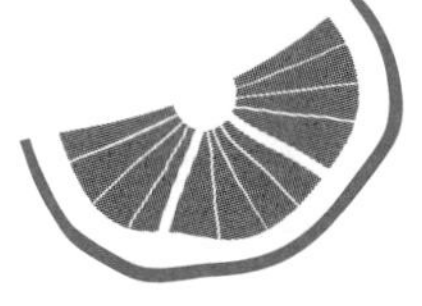

김훈하 약사의 하루 한 장 항암 다이어리

김훈하 지음

경향BP

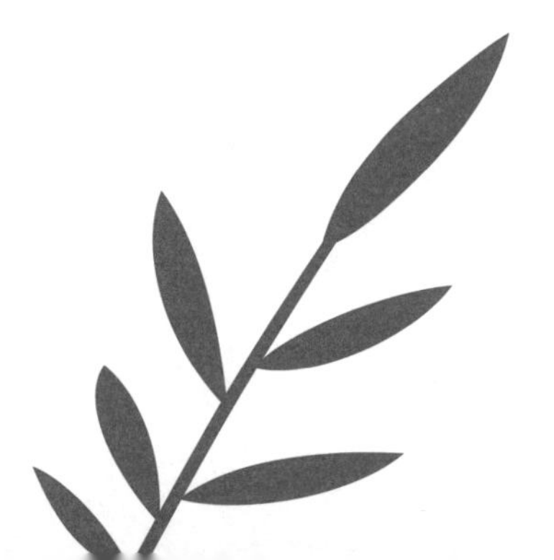

프롤로그

왜 이 다이어리를 만들었는가?

수천 명의 암 환자를 상담하며 저는 공통된 감정을 마주했습니다. 두려움, 당황, 막막함. 진단은 받았지만 무엇을 해야 할지 모를 때, 그 감정은 오히려 병보다 더 큰 고통으로 다가옵니다.

암 치료는 약이나 시술만으로 완성되지 않습니다. 삶을 다시 설계해야 합니다.

무엇을 먹고, 어떻게 자고, 어떤 생각을 반복하며 사는지, 그 모든 것이 회복의 속도와 방향을 결정합니다.

그래서 이 다이어리를 만들었습니다. 단순한 기록장이 아닌, 나의 습관을 점검하고 흐름을 되돌아보며, 회복을 주도하는 '나침반'이 되기를 바랍니다.

이 다이어리를 펼치는 순간, 회복은 이미 시작된 것입니다.

✿ 암은 왜 내게 왔을까? : 삶의 결과로서의 질병

암은 단지 세포의 돌연변이가 아니다

암은 단지 세포 하나가 돌연변이가 된 사건이 아닙니다. 암은 오랜 시간에 걸쳐 쌓여 온 생활방식, 감정, 식습관, 사고 패턴의 결과일 수 있습니다.
우리는 종종 원인을 외부에서 찾습니다. 유전, 환경, 스트레스 탓이라고 합니다. 하지만 진정한 치료는 내 안을 들여다보는 것으로부터 시작되어야 합니다.

삶의 패턴을 돌아보는 질문들

- 내가 무엇을 먹고 살았는지
- 어떤 감정을 품고 살았는지
- 얼마나 쉬고, 얼마나 움직였는지
- 어떤 생각을 반복하며 살았는지

이 모든 삶의 요소가 암을 만들었다면, 그 방향을 바꾸는 것만이 진정한 회복으로 가는 길입니다.

능동적 환자가 되어야 하는 이유

수동적인 환자보다 질병의 흐름을 공부하고 스스로 변화하려는 환자들이 회복 속도가 더 빠른 것을 보았습니다. 변화하고자 하는 환자에게 치유의 지름길을 제시하는 것이 이 다이어리의 목적입니다.

✿ 왜 건강습관이 항암에 중요한가?

암은 삶의 총합이다

암은 단순히 나쁜 세포 하나가 갑자기 생겨난 결과가 아닙니다. 그것은 오랜 시간에 걸쳐 형성된 삶의 방식, 감정, 습관의 총합이며 지금까지 내가 어떻게 살아왔는지를 반영하는 몸의 신호일 수 있습니다.

삶의 패턴을 바꿔야 한다

항암 치료를 받으면서도 식사 습관, 수면, 스트레스 대처, 마음의 태도가 변하지 않는다면 암은 빠르면 1년, 늦어도 10년 안에 다시 돌아올 수 있습니다.
저는 수천 명의 환자와 상담하며 한 가지 분명한 사실을 확인했습니다.
"삶의 흐름을 바꾸지 않으면 재발이 반복됩니다."

회복을 가로막는 진짜 원인

회복을 가로막는 것은 몸만이 아니라 '생활의 구조'였습니다. 먹는 것, 자는 것, 움직이는 방식, 그리고 마음을 쓰는 법 등 일상의 모든 요소가 면역과 회복력에 직접적인 영향을 미친다는 것을 알게 되었습니다.
그래서 저는 말합니다.
"진짜 항암은 약이 아니라 내 삶을 다시 설계하는 데서 시작합니다."

김훈하 약사가 제안하는 항암 7대 건강습관

왜 7가지 습관인가?

'암을 만든 삶의 패턴을 바꾸지 않으면 재발이 되풀이되고 치료가 반복된다.'고 확신합니다.
병원 치료는 시작일 뿐 진짜 변화는 내 삶의 환경을 다시 설계할 때 시작됩니다.
그래서 수많은 임상 상담과 연구 끝에 암 치료와 회복에 결정적인 영향을 주는 7가지 건강 습관을 정리하게 되었습니다.
이것은 단순한 조언이나 정보가 아닙니다. 실제로 수많은 환자의 변화를 통해 확인한 '반드시 체화해야 할 회복의 기둥'입니다.

항암 7대 건강 습관

1. 식사 습관

- 매일 7가지 채소 주스 마시기
- 죽염수 섭취하기
- 7가지 금지식품(고기류, 우유, 유제품, 치즈, 설탕, 밀가루, 식용유) 피하기
- 잡곡 중심의 자연식 실천하기

2. 수면 습관

- 자기 전에 전자기기 차단하기
- 어둡고 조용한 수면 환경 만들기

3. 운동 습관

- 하루 30분 유산소 운동하기
- 주 2회 근력 운동하기
- 아침과 저녁에 스트레칭하기

4. 마음 습관

- 하루 5분 기도 혹은 명상하기
- 억눌린 감정을 인식하고 흘려보내기

5. 감사 습관

- 하루 한 가지 감사한 일 적기
- 감정 회복 및 신경계 안정화하기

6. 선포 습관

- 치유를 말로 선포하며 뇌의 방향 재설정하기

7. 기록 습관

- 매일의 실천을 추적하고 자기관리 도구 시각화하기

✿ 작은 습관 하나가 삶을 바꾼다

김훈하 약사의 변화 이야기

저의 변화도 크고 거창한 결심에서 시작된 것이 아닙니다. 단지, 아침 한 끼를 채소 주스로 바꾼 작은 선택이 전환점이었습니다.

그 후 몸은 반응했습니다.

- 변비가 사라졌습니다.
- 피로가 줄었습니다.
- 염증 수치가 내려갔습니다.
- 체중이 줄었습니다.
- 얼굴빛이 달라졌습니다.

환자들의 실제 변화

이 습관은 수많은 환자에게도 동일한 변화를 가져왔습니다.

- 결절이 작아졌습니다.
- 낭종이 줄어들었습니다.
- 종양이 줄어들었습니다.

진짜 동기는 몸의 변화에서 온다

몸은 우리가 무엇을 반복하느냐에 따라 바뀝니다. 그리고 진짜 동기는 몸이 회복되는 것을 느꼈을 때 생깁니다. 건강은 거대한 결심이 아니라 매일의 반복에서 옵니다.

✿ 김훈하 약사가 추천하는 7가지 채소 주스

매일 아침 공복에 7가지 재료를 1:1 동량(각 30g씩) 비율로 만든 채소 주스를 섭취하세요.

- **섭취 시간** : 아침 공복(기상 후 30분~1시간 후)
- **하루 섭취량** : 180~250ml

재료

사과 30g, 당근 30g, 토마토 30g, 브로콜리 30g,
양배추 30g, 비트 30g, 파프리카 30g
총 재료량 : 210g → 완성량 180~250ml

조리법

1. 모든 재료를 깨끗이 씻어 적당한 크기로 자릅니다.
2. 찜기에서 5~7분간 살짝 쪄 줍니다(영양소 흡수율 향상).
3. 식힌 후 믹서기에 넣고 물 약간과 함께 갈아 줍니다.

✿ 반드시 피해야 할 7가지 금지 식품

1. 고기류 : 소고기, 돼지고기, 닭고기, 오리고기, 양고기, 개고기, 말고기 등 다짐육, 햄류, 소시지류, 베이컨, 건조육류, 미트볼, 너겟류 등

2. 우유 : 우유, 가공우유 등

3. 유제품 : 요구르트, 아이스크림, 연유, 요거트, 버터, 크림 등

4. 치즈 : 체다 치즈, 모차렐라 치즈, 파마산 치즈, 크림치즈 등 모든 형태의 치즈

5. 설탕 : 설탕, 물엿, 시럽, 조청, 올리고당, 사탕, 액상과당, 인공감미료(수크랄로스, 아스파탐, 사카린) 등

6. 밀가루 : 빵, 라면, 국수류, 도넛, 피자, 과자, 케이크, 수제비, 파스타 등

7. 식용유 : 카놀라유, 콩기름, 해바라기유, 튀김유, 마가린, 올리브유, 아마씨유, 아보카도유, 현미유 등

기타 금지 식품

1. 견과류 : 아몬드, 호두, 땅콩, 캐슈넛, 피스타치오, 잣 등

2. 자극적인 식품 : 커피, 카페인 음료, 술, 담배, 탄산음료, 에너지 드링크 등

✿ 나의 치유 선언문

말에는 힘이 있습니다. 우리의 뇌는 반복된 언어를 현실로 인식합니다.

치유 선언문 예시

- 나는 점점 회복되고 있다.
- 내 몸은 암을 이길 힘이 있다.
- 오늘도 나는 내 몸을 사랑하는 선택을 한다.
- 나는 오늘부터 물 한 잔, 감정 정리, 감사 하나를 습관으로 삼겠다.
- 나는 긍정적인 언어 습관으로 말한다.
- 치료가 끝난 내년 가족 여행을 간다.
- 나의 혈액 지표 백혈구 수치는 정상 범위다.
- 나의 체액은 약알칼리성(pH 7.4)이 된다.

이러한 선언을 매일 소리 내어 말하면 뇌는 그 방향으로 몸을 이끕니다.

나만의 치유 선언문 작성하기

나의 회복을 위한 문장

나의 몸에 전하는 응원의 문장

내 삶의 방향을 정하는 문장

비전 보드

6개월 후 나의 목표

1년 후 나의 목표

내가 지키고 싶은 삶의 모습

처방약 / 보충제 리스트

처방약	보충제
기간 :	기간 :
기간 :	기간 :

항암 플래너

항암 치료 진행 상황

주기 :

시작일 :

항암제 :

동반 처방 :

투여 횟수 :

식사량 :

수분 섭취 :

소화 상태 :

소변 상태 :

대변 상태 :

부작용

부작용 완화에 도움이 된 방법

상담 기록

상담일 :

상담 내용

다음 진료 시 문의할 것

항암 플래너

항암 치료 진행 상황

주기 :

시작일 :

항암제 :

동반 처방 :

투여 횟수 :

식사량 :

수분 섭취 :

소화 상태 :

소변 상태 :

대변 상태 :

부작용

부작용 완화에 도움이 된 방법

상담 기록

상담일 :

상담 내용

다음 진료 시 문의할 것

항암 플래너

항암 치료 진행 상황

주기 :

시작일 :

항암제 :

동반 처방 :

투여 횟수 :

식사량 :

수분 섭취 :

소화 상태 :

소변 상태 :

대변 상태 :

부작용

부작용 완화에 도움이 된 방법

상담 기록

상담일 :

상담 내용

다음 진료 시 문의할 것

항암 플래너

항암 치료 진행 상황

주기 :

시작일 :

항암제 :

동반 처방 :

투여 횟수 :

식사량 :

수분 섭취 :

소화 상태 :

소변 상태 :

대변 상태 :

부작용

부작용 완화에 도움이 된 방법

상담 기록

상담일 :

상담 내용

다음 진료 시 문의할 것

항암 플래너

항암 치료 진행 상황

주기 :

시작일 :

항암제 :

동반 처방 :

투여 횟수 :

식사량 :

수분 섭취 :

소화 상태 :

소변 상태 :

대변 상태 :

부작용

부작용 완화에 도움이 된 방법

상담 기록

상담일 :

상담 내용

다음 진료 시 문의할 것

항암 플래너

항암 치료 진행 상황

주기 :

시작일 :

항암제 :

동반 처방 :

투여 횟수 :

식사량 :

수분 섭취 :

소화 상태 :

소변 상태 :

대변 상태 :

부작용

부작용 완화에 도움이 된 방법

상담 기록

상담일 :

상담 내용

다음 진료 시 문의할 것

월간 플래너

목표 키워드 :

_________ 월

일요일	월요일	화요일	수요일	목요일	금요일	토요일

월간 플래너

목표 키워드 :

_________ 월

일요일	월요일	화요일	수요일	목요일	금요일	토요일

월간 플래너

목표 키워드 :

_____ 월

일요일	월요일	화요일	수요일	목요일	금요일	토요일

월간 플래너

목표 키워드 :

_________ 월

일요일	월요일	화요일	수요일	목요일	금요일	토요일

월간 플래너

목표 키워드 :

_______ 월

일요일	월요일	화요일	수요일	목요일	금요일	토요일

월간 플래너

목표 키워드 :

__________ 월

일요일	월요일	화요일	수요일	목요일	금요일	토요일

월간 플래너

목표 키워드 :

_________ 월

일요일	월요일	화요일	수요일	목요일	금요일	토요일

월간 플래너

목표 키워드 :

_______ 월

일요일	월요일	화요일	수요일	목요일	금요일	토요일

월간 플래너

목표 키워드 :

_______ 월

일요일	월요일	화요일	수요일	목요일	금요일	토요일

월간 플래너

목표 키워드 :

_______ 월

일요일	월요일	화요일	수요일	목요일	금요일	토요일

월간 플래너

목표 키워드 :

__________ 월

일요일	월요일	화요일	수요일	목요일	금요일	토요일

월간 플래너

목표 키워드 :

________ 월

일요일	월요일	화요일	수요일	목요일	금요일	토요일

✿ 다이어리를 이렇게 사용하세요

일간 루틴(매일 10분)

- 수면 상태 체크하기
- 물 섭취량 기록하기
- 채소 주스 섭취하기
- 감정 상태 체크 & 메모하기
- 운동 내용 기록하기
- 감사 기록하기
- 치유 선언하기

주간 루틴(1주일마다)

- 병원·중요 일정 정리하기
- 잘한 습관 TOP3 기록하기
- 놓친 습관 분석 & 개선 전략 세우기
- 감정 흐름 그래프 작성하기
- 한 줄 다짐/기도문 작성하기

월간 루틴(1개월마다)

- 체중·혈압·혈당 등 기본 수치 기록하기
- 혈액검사 주요 지표 추적하기
- 염증/면역지표 변화 비교하기
- 습관 달성률 시각화하기
- 긍정적인 태도 점검하기

매일 쓰지 못했어도 다시 시작하는 것이 중요합니다.

이 다이어리는 단순한 노트가 아닙니다.
당신의 회복을 선포하는 도구입니다.
오늘 이 페이지를 연 당신은 이미 회복을 시작한 사람입니다.
"나는 오늘부터 나를 회복시킨다. 작은 습관으로, 매일매일."

– 김훈하 약사

| 일일 다이어리 활용 예 |

Date. 2026 / 1 / 3 /

오늘의 건강 선포

나의 유방에서 암은 사라졌고 내 몸은 암이 오지 않는 환경으로 바뀌었다.

오늘의 할 일

은행 업무 보기

산책로에서 천천히 걷기, 필요한 보충제 구매하기

채소 구입하기, 하루 마무리 족욕하기

오늘의 건강 지표

체중 57 kg

수면 시간 6 시간

수면의 질 좋음 (보통) 없음

식욕 좋음 (보통) 없음

수분 섭취 (1컵 250ml) (컵) (컵) (컵) 컵 컵

오늘의 회복 습관

채소 주스 마시기 ☑

30분 이상 걷기 ☑

스트레칭하기 ☑

햇빛 쬐기 ☑

깊은 호흡하기 ☑

많이 웃기 ☑

기타 ______ ☐

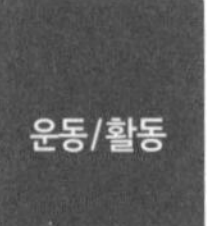

종류 걷기 시간 50 분 강도 약 (중) 강

종류 ______ 시간 ______ 분 강도 약 중 강

오늘의 식사

아침 식단 몽땅주스, 달걀 1개, 사과 반 조각

점심 식단 현미밥, 미역국, 가지찜, 애호박

저녁 식단 전복찜, 현미밥, 된장국

처방약 & 보충제 복용

	아침	점심	저녁
처방약	☐	☑	☐
보충제	☑	☑	☑

대변 상태

정상 ☐ 묽음 ☐ 딱딱함 ☐
설사 ☑ 기타 ☐

오늘의 감정

좋음 / (보통) / 우울 / 힘듦

통증 & 불편 증상

통증 정도 0 1 2 3 4 5 (0–1 표시)

통증 위치 어깨

증상 발생 시기 3일 전

불편한 점

메스꺼움 ☐ 구토 ☐ 어지럼 ☐
호흡곤란 ☐ 변비 ☐ 피부 트러블 ☐
손발 저림 ☐ 설사 ☑
기타 ☐

오늘 마음이 가장 편안했던 순간을 써 보세요.

아침에 설거지를 하고 새로 산 유기농 녹차를 마셨을 때

오늘의 컨디션을 한 문장으로 표현해 보세요.

오전에는 피곤했지만 금방 회복한 하루였다.

오늘의 감사한 일 한 가지를 써 보세요.

공기 좋은 곳에서 산책하고 걸을 수 있는 컨디션에 감사합니다.

"마음의 평화가 몸의 치유를 이끕니다."

Date. / / /

오늘의 건강 선포

오늘의 할 일

오늘의 건강 지표

체중 ____________ kg

수면 시간 ____________ 시간

수면의 질 좋음 보통 없음

식욕 좋음 보통 없음

수분 섭취 (1컵 250ml)

오늘의 회복 습관

채소 주스 마시기 □

30분 이상 걷기 □

스트레칭하기 □

햇빛 쬐기 □

깊은 호흡하기 □

많이 웃기 □

기타 ____________ □

운동/활동

종류 ____________ 시간 ____________ 분 강도 약 중 강

종류 ____________ 시간 ____________ 분 강도 약 중 강

오늘의 식사

아침 식단 ____________________

점심 식단 ____________________

저녁 식단 ____________________

처방약 & 보충제 복용

처방약 아침 ☐ 점심 ☐ 저녁 ☐

보충제 아침 ☐ 점심 ☐ 저녁 ☐

대변 상태

정상 ☐ 묽음 ☐ 딱딱함 ☐

설사 ☐ 기타 ☐

오늘의 감정

😊 좋음 / 😐 보통 / 🙁 우울 / ☹ 힘듦

통증 & 불편 증상

통증 정도 0 1 2 3 4 5

통증 위치 ____________________

증상 발생 시기 ____________________

불편한 점

메스꺼움 ☐ 구토 ☐ 어지럼 ☐

호흡곤란 ☐ 변비 ☐ 피부 트러블 ☐

손발 저림 ☐ 설사 ☐

기타 ____________________ ☐

오늘 마음이 가장 편안했던 순간을 써 보세요.

____

오늘의 컨디션을 한 문장으로 표현해 보세요.

____

오늘의 감사한 일 한 가지를 써 보세요.

____

"항암 치료 결과는 아주 작은 습관에서 시작한다."

Date.　　　/　　　/　　　/

오늘의 건강 선포

오늘의 할 일

오늘의 건강 지표

체중 ________ kg

수면 시간 ________ 시간

수면의 질　좋음　보통　없음

식욕　좋음　보통　없음

수분 섭취 (1컵 250ml)

오늘의 회복 습관

채소 주스 마시기 ☐

30분 이상 걷기 ☐

스트레칭하기 ☐

햇빛 쬐기 ☐

깊은 호흡하기 ☐

많이 웃기 ☐

기타 ________ ☐

운동/활동

종류 ________ 시간 ________ 분　강도　약　중　강

종류 ________ 시간 ________ 분　강도　약　중　강

오늘의 식사

아침 식단 ______

점심 식단 ______

저녁 식단 ______

처방약 & 보충제 복용

처방약 아침 ☐ 점심 ☐ 저녁 ☐

보충제 아침 ☐ 점심 ☐ 저녁 ☐

대변 상태

정상 ☐ 묽음 ☐ 딱딱함 ☐

설사 ☐ 기타 ☐

오늘의 감정

좋음 / 보통 / 우울 / 힘듦

통증 & 불편 증상

통증 정도 0 1 2 3 4 5

통증 위치 ______

증상 발생 시기 ______

불편한 점

메스꺼움 ☐ 구토 ☐ 어지럼 ☐

호흡곤란 ☐ 변비 ☐ 피부 트러블 ☐

손발 저림 ☐ 설사 ☐

기타 ______ ☐

오늘 마음이 가장 편안했던 순간을 써 보세요.

______

오늘의 컨디션을 한 문장으로 표현해 보세요.

______

오늘의 감사한 일 한 가지를 써 보세요.

______

"하루 1잔의 채소 주스가 면역을 깨운다."

Date.　　/　　/　　/

오늘의 건강 선포

오늘의 할 일

오늘의 건강 지표

체중 ________ kg

수면 시간 ________ 시간

수면의 질　좋음　보통　없음

식욕　좋음　보통　없음

수분 섭취
(1컵 250ml)

오늘의 회복 습관

채소 주스 마시기 ☐

30분 이상 걷기 ☐

스트레칭하기 ☐

햇빛 쬐기 ☐

깊은 호흡하기 ☐

많이 웃기 ☐

기타 ________ ☐

운동/활동

종류 ________ 시간 ________ 분　강도　약　중　강

종류 ________ 시간 ________ 분　강도　약　중　강

오늘의 식사

아침 식단 ______

점심 식단 ______

저녁 식단 ______

처방약 & 보충제 복용

처방약 아침 ☐ 점심 ☐ 저녁 ☐

보충제 아침 ☐ 점심 ☐ 저녁 ☐

대변 상태

정상 ☐ 묽음 ☐ 딱딱함 ☐

설사 ☐ 기타 ☐

오늘의 감정

좋음 / 보통 / 우울 / 힘듦

통증 & 불편 증상

통증 정도 0 1 2 3 4 5

통증 위치 ______

증상 발생 시기 ______

불편한 점

메스꺼움 ☐ 구토 ☐ 어지럼 ☐

호흡곤란 ☐ 변비 ☐ 피부 트러블 ☐

손발 저림 ☐ 설사 ☐

기타 ______ ☐

오늘 마음이 가장 편안했던 순간을 써 보세요.

______

오늘의 컨디션을 한 문장으로 표현해 보세요.

______

오늘의 감사한 일 한 가지를 써 보세요.

______

"정해진 시간에 자는 습관이 치료제보다 강하다."

Date.　　/　　/　　/

오늘의 건강 선포

오늘의 할 일

오늘의 건강 지표

체중 ______ kg

수면 시간 ______ 시간

수면의 질　좋음　보통　없음

식욕　좋음　보통　없음

수분 섭취 (1컵 250ml)

오늘의 회복 습관

채소 주스 마시기 ☐

30분 이상 걷기 ☐

스트레칭하기 ☐

햇빛 쬐기 ☐

깊은 호흡하기 ☐

많이 웃기 ☐

기타 ______ ☐

운동/활동

종류 ______ 시간 ______ 분　강도　약　중　강

종류 ______ 시간 ______ 분　강도　약　중　강

오늘의 식사

아침 식단 ______

점심 식단 ______

저녁 식단 ______

처방약 & 보충제 복용

처방약 아침 □ 점심 □ 저녁 □

보충제 아침 □ 점심 □ 저녁 □

대변 상태

정상 □ 묽음 □ 딱딱함 □

설사 □ 기타 □

오늘의 감정

좋음 / 보통 / 우울 / 힘듦

통증 & 불편 증상

통증 정도 0 1 2 3 4 5

통증 위치 ______

증상 발생 시기 ______

불편한 점

메스꺼움 □ 구토 □ 어지럼 □

호흡곤란 □ 변비 □ 피부 트러블 □

손발 저림 □ 설사 □

기타 ______ □

오늘 마음이 가장 편안했던 순간을 써 보세요.

______

오늘의 컨디션을 한 문장으로 표현해 보세요.

______

오늘의 감사한 일 한 가지를 써 보세요.

______

"걷는 발걸음마다 면역세포가 활성화된다."

Date.   /   /   /

오늘의 건강 선포

___

___

오늘의 할 일

___

___

___

___

오늘의 건강 지표

체중 ______________ kg

수면 시간 ______________ 시간

수면의 질 좋음 보통 없음

식욕 좋음 보통 없음

수분 섭취 (1컵 250ml)

오늘의 회복 습관

채소 주스 마시기 ☐

30분 이상 걷기 ☐

스트레칭하기 ☐

햇빛 쬐기 ☐

깊은 호흡하기 ☐

많이 웃기 ☐

기타 ______________ ☐

운동/활동

종류 ______________ 시간 ______________ 분 강도 약 중 강

종류 ______________ 시간 ______________ 분 강도 약 중 강

오늘의 식사

아침 식단 ______

점심 식단 ______

저녁 식단 ______

처방약 & 보충제 복용

처방약 아침 ☐ 점심 ☐ 저녁 ☐

보충제 아침 ☐ 점심 ☐ 저녁 ☐

대변 상태

정상 ☐ 묽음 ☐ 딱딱함 ☐

설사 ☐ 기타 ☐

오늘의 감정

😊 좋음 / 😐 보통 / 😟 우울 / ☹ 힘듦

통증 & 불편 증상

통증 정도 0 1 2 3 4 5

통증 위치 ______

증상 발생 시기 ______

불편한 점

메스꺼움 ☐ 구토 ☐ 어지럼 ☐

호흡곤란 ☐ 변비 ☐ 피부 트러블 ☐

손발 저림 ☐ 설사 ☐

기타 ______ ☐

오늘 마음이 가장 편안했던 순간을 써 보세요.

______

오늘의 컨디션을 한 문장으로 표현해 보세요.

______

오늘의 감사한 일 한 가지를 써 보세요.

______

"습관이 바뀌면 몸이 치료받기 쉬워진다."

Date. / / /

오늘의 건강 선포

오늘의 할 일

오늘의 건강 지표

체중 ______ kg

수면 시간 ______ 시간

수면의 질 좋음 보통 없음

식욕 좋음 보통 없음

수분 섭취 (1컵 250ml)

오늘의 회복 습관

채소 주스 마시기 □

30분 이상 걷기 □

스트레칭하기 □

햇빛 쬐기 □

깊은 호흡하기 □

많이 웃기 □

기타 ______ □

운동/활동

종류 ______ 시간 ______ 분 강도 약 중 강

종류 ______ 시간 ______ 분 강도 약 중 강

오늘의 식사

아침 식단 ______

점심 식단 ______

저녁 식단 ______

처방약 & 보충제 복용

처방약 **아침** ☐ **점심** ☐ **저녁** ☐

보충제 **아침** ☐ **점심** ☐ **저녁** ☐

대변 상태

정상 ☐ 묽음 ☐ 딱딱함 ☐

설사 ☐ 기타 ☐

오늘의 감정

😊 **좋음** / 😐 **보통** / 😟 **우울** / ☹ **힘듦**

통증 & 불편 증상

통증 정도 0 — 1 — 2 — 3 — 4 — 5

통증 위치 ______

증상 발생 시기 ______

불편한 점

메스꺼움 ☐ 구토 ☐ 어지럼 ☐

호흡곤란 ☐ 변비 ☐ 피부 트러블 ☐

손발 저림 ☐ 설사 ☐

기타 ______ ☐

오늘 마음이 가장 편안했던 순간을 써 보세요.

______

오늘의 컨디션을 한 문장으로 표현해 보세요.

______

오늘의 감사한 일 한 가지를 써 보세요.

______

"작은 생활 변화가 암세포 환경을 바꾼다."

Date.　　/　　/　　/

오늘의 건강 선포

오늘의 할 일

오늘의 건강 지표

체중 ______ kg

수면 시간 ______ 시간

수면의 질　좋음　보통　없음

식욕　좋음　보통　없음

수분 섭취 (1컵 250ml)

오늘의 회복 습관

채소 주스 마시기 ☐

30분 이상 걷기 ☐

스트레칭하기 ☐

햇빛 쬐기 ☐

깊은 호흡하기 ☐

많이 웃기 ☐

기타 ______ ☐

운동/활동

종류 ______ 시간 ______ 분 강도 약 중 강

종류 ______ 시간 ______ 분 강도 약 중 강

오늘의 식사

아침 식단 ______

점심 식단 ______

저녁 식단 ______

처방약 & 보충제 복용

처방약 아침 ☐ 점심 ☐ 저녁 ☐

보충제 아침 ☐ 점심 ☐ 저녁 ☐

대변 상태

정상 ☐ 묽음 ☐ 딱딱함 ☐

설사 ☐ 기타 ☐

오늘의 감정

좋음 / 보통 / 우울 / 힘듦

통증 & 불편 증상

통증 정도 0 1 2 3 4 5

통증 위치 ______

증상 발생 시기 ______

불편한 점

메스꺼움 ☐ 구토 ☐ 어지럼 ☐

호흡곤란 ☐ 변비 ☐ 피부 트러블 ☐

손발 저림 ☐ 설사 ☐

기타 ______ ☐

오늘 마음이 가장 편안했던 순간을 써 보세요.

______

오늘의 컨디션을 한 문장으로 표현해 보세요.

______

오늘의 감사한 일 한 가지를 써 보세요.

______

"하루 10분의 명상이 세포의 평화를 부른다."

Date.　　　/　　　/　　　/

오늘의 건강 선포

오늘의 할 일

오늘의 건강 지표

체중 ______ kg

수면 시간 ______ 시간

수면의 질 좋음 보통 없음

식욕 좋음 보통 없음

수분 섭취 (1컵 250ml)

오늘의 회복 습관

채소 주스 마시기 ☐

30분 이상 걷기 ☐

스트레칭하기 ☐

햇빛 쬐기 ☐

깊은 호흡하기 ☐

많이 웃기 ☐

기타 ______ ☐

운동/활동

종류 ______ 시간 ______ 분 강도 약 중 강

종류 ______ 시간 ______ 분 강도 약 중 강

오늘의 식사

아침 식단 ______________________

점심 식단 ______________________

저녁 식단 ______________________

처방약 & 보충제 복용

처방약 아침 ☐ 점심 ☐ 저녁 ☐

보충제 아침 ☐ 점심 ☐ 저녁 ☐

대변 상태

정상 ☐ 묽음 ☐ 딱딱함 ☐

설사 ☐ 기타 ☐

오늘의 감정

😊 좋음 / 😐 보통 / 😟 우울 / 😣 힘듦

통증 & 불편 증상

통증 정도 0 1 2 3 4 5

통증 위치 ______________________

증상 발생 시기 ______________________

불편한 점

메스꺼움 ☐ 구토 ☐ 어지럼 ☐

호흡곤란 ☐ 변비 ☐ 피부 트러블 ☐

손발 저림 ☐ 설사 ☐

기타 ______________________ ☐

오늘 마음이 가장 편안했던 순간을 써 보세요.

____

오늘의 컨디션을 한 문장으로 표현해 보세요.

____

오늘의 감사한 일 한 가지를 써 보세요.

____

"아침 공복 물 한 잔은 회복의 시작이다."

Date.　　　/　　　/　　　/

오늘의 건강 선포

오늘의 할 일

오늘의 건강 지표

체중 ______ kg

수면 시간 ______ 시간

수면의 질　좋음　보통　없음

식욕　좋음　보통　없음

수분 섭취 (1컵 250ml)

오늘의 회복 습관

채소 주스 마시기 ☐

30분 이상 걷기 ☐

스트레칭하기 ☐

햇빛 쬐기 ☐

깊은 호흡하기 ☐

많이 웃기 ☐

기타 ______ ☐

운동/활동

종류 ______ 시간 ______ 분　강도　약　중　강

종류 ______ 시간 ______ 분　강도　약　중　강

오늘의 식사

아침 식단 ____________________

점심 식단 ____________________

저녁 식단 ____________________

처방약 & 보충제 복용

처방약 아침 ☐ 점심 ☐ 저녁 ☐

보충제 아침 ☐ 점심 ☐ 저녁 ☐

대변 상태

정상 ☐ 묽음 ☐ 딱딱함 ☐

설사 ☐ 기타 ☐

오늘의 감정

좋음 / 보통 / 우울 / 힘듦

통증 & 불편 증상

통증 정도 0 1 2 3 4 5

통증 위치 ____________________

증상 발생 시기 ____________________

불편한 점

메스꺼움 ☐ 구토 ☐ 어지럼 ☐

호흡곤란 ☐ 변비 ☐ 피부 트러블 ☐

손발 저림 ☐ 설사 ☐

기타 ____________________ ☐

오늘 마음이 가장 편안했던 순간을 써 보세요.

____

오늘의 컨디션을 한 문장으로 표현해 보세요.

____

오늘의 감사한 일 한 가지를 써 보세요.

____

"하루 15분 쬐는 햇볕이 뼈를 지키고 기분을 밝게 한다."

Date.　　/　　/　　/

오늘의 건강 선포

오늘의 할 일

오늘의 건강 지표

체중 ________ kg

수면 시간 ________ 시간

수면의 질　좋음　보통　없음

식욕　좋음　보통　없음

수분 섭취 (1컵 250ml)

오늘의 회복 습관

채소 주스 마시기 ☐

30분 이상 걷기 ☐

스트레칭하기 ☐

햇빛 쬐기 ☐

깊은 호흡하기 ☐

많이 웃기 ☐

기타 ________ ☐

운동/활동

종류 ________ 시간 ________ 분　강도　약　중　강

종류 ________ 시간 ________ 분　강도　약　중　강

오늘의 식사

아침 식단 ______________________________

점심 식단 ______________________________

저녁 식단 ______________________________

처방약 & 보충제 복용

처방약	아침 □	점심 □	저녁 □
보충제	아침 □	점심 □	저녁 □

대변 상태

정상 □ 묽음 □ 딱딱함 □

설사 □ 기타 □

오늘의 감정

😊 좋음 / 😐 보통 / 😟 우울 / 😦 힘듦

통증 & 불편 증상

통증 정도 0 1 2 3 4 5

통증 위치 ______________________________

증상 발생 시기 ______________________________

불편한 점

메스꺼움 □ 구토 □ 어지럼 □

호흡곤란 □ 변비 □ 피부 트러블 □

손발 저림 □ 설사 □

기타 ______________________________ □

오늘 마음이 가장 편안했던 순간을 써 보세요.

____

오늘의 컨디션을 한 문장으로 표현해 보세요.

____

오늘의 감사한 일 한 가지를 써 보세요.

____

"잠자는 시간은 치유가 일어나는 신성한 시간이다."

Date.　　/　　/　　/

오늘의 건강 선포

오늘의 할 일

오늘의 건강 지표

체중 ____________ kg

수면 시간 ____________ 시간

수면의 질　좋음　보통　없음

식욕　좋음　보통　없음

수분 섭취 (1컵 250ml)

오늘의 회복 습관

채소 주스 마시기 ☐

30분 이상 걷기 ☐

스트레칭하기 ☐

햇빛 쬐기 ☐

깊은 호흡하기 ☐

많이 웃기 ☐

기타 ____________ ☐

운동/활동	
	종류 ____________ 시간 ____________ 분 강도 약 중 강
	종류 ____________ 시간 ____________ 분 강도 약 중 강

오늘의 식사

아침 식단 ______

점심 식단 ______

저녁 식단 ______

처방약 & 보충제 복용

처방약 아침 ☐ 점심 ☐ 저녁 ☐

보충제 아침 ☐ 점심 ☐ 저녁 ☐

대변 상태

정상 ☐ 묽음 ☐ 딱딱함 ☐

설사 ☐ 기타 ☐

오늘의 감정

😆 좋음 / 😐 보통 / 😟 우울 / ☹ 힘듦

통증 & 불편 증상

통증 정도 0 1 2 3 4 5

통증 위치 ______

증상 발생 시기 ______

불편한 점

메스꺼움 ☐ 구토 ☐ 어지럼 ☐

호흡곤란 ☐ 변비 ☐ 피부 트러블 ☐

손발 저림 ☐ 설사 ☐

기타 ______ ☐

오늘 마음이 가장 편안했던 순간을 써 보세요.

______

오늘의 컨디션을 한 문장으로 표현해 보세요.

______

오늘의 감사한 일 한 가지를 써 보세요.

______

"'나는 회복자다.'라는 말은 최고의 항암 신호다."

Date.　　/　　/　　/

오늘의 건강 선포

오늘의 할 일

오늘의 건강 지표

체중 ______ kg

수면 시간 ______ 시간

수면의 질 좋음 보통 없음

식욕 좋음 보통 없음

수분 섭취 (1컵 250ml)

오늘의 회복 습관

채소 주스 마시기 ☐

30분 이상 걷기 ☐

스트레칭하기 ☐

햇빛 쬐기 ☐

깊은 호흡하기 ☐

많이 웃기 ☐

기타 ______ ☐

운동/활동

종류 ______ 시간 ______ 분 강도 약 중 강

종류 ______ 시간 ______ 분 강도 약 중 강

오늘의 식사

아침 식단 ____________________

점심 식단 ____________________

저녁 식단 ____________________

처방약 & 보충제 복용

처방약 아침 ☐ 점심 ☐ 저녁 ☐

보충제 아침 ☐ 점심 ☐ 저녁 ☐

대변 상태

정상 ☐ 묽음 ☐ 딱딱함 ☐

설사 ☐ 기타 ☐

오늘의 감정

😊 좋음 / 😐 보통 / 😟 우울 / ☹ 힘듦

통증 & 불편 증상

통증 정도 0 1 2 3 4 5

통증 위치 ____________________

증상 발생 시기 ____________________

불편한 점

메스꺼움 ☐ 구토 ☐ 어지럼 ☐

호흡곤란 ☐ 변비 ☐ 피부 트러블 ☐

손발 저림 ☐ 설사 ☐

기타 ____________________ ☐

오늘 마음이 가장 편안했던 순간을 써 보세요.

____

오늘의 컨디션을 한 문장으로 표현해 보세요.

____

오늘의 감사한 일 한 가지를 써 보세요.

____

"약보다 강한 건 '살고 싶은 이유'를 반복하는 습관이다."

Date.　　/　　/　　/

오늘의 건강 선포

오늘의 할 일

오늘의 건강 지표

체중 ________ kg

수면 시간 ________ 시간

수면의 질　좋음　보통　없음

식욕　좋음　보통　없음

수분 섭취 (1컵 250ml)

오늘의 회복 습관

채소 주스 마시기 ☐

30분 이상 걷기 ☐

스트레칭하기 ☐

햇빛 쬐기 ☐

깊은 호흡하기 ☐

많이 웃기 ☐

기타 ________ ☐

운동/활동

종류 ________ 시간 ________ 분 강도 약 중 강

종류 ________ 시간 ________ 분 강도 약 중 강

오늘의 식사

아침 식단 ____________________

점심 식단 ____________________

저녁 식단 ____________________

처방약 & 보충제 복용

처방약 아침 ☐ 점심 ☐ 저녁 ☐

보충제 아침 ☐ 점심 ☐ 저녁 ☐

대변 상태

정상 ☐ 묽음 ☐ 딱딱함 ☐

설사 ☐ 기타 ☐

오늘의 감정

😆좋음 / 😐보통 / 😟우울 / ☹힘듦

통증 & 불편 증상

통증 정도 0 1 2 3 4 5

통증 위치 ____________________

증상 발생 시기 ____________________

불편한 점

메스꺼움 ☐ 구토 ☐ 어지럼 ☐

호흡곤란 ☐ 변비 ☐ 피부 트러블 ☐

손발 저림 ☐ 설사 ☐

기타 ____________________ ☐

오늘 마음이 가장 편안했던 순간을 써 보세요.

____

오늘의 컨디션을 한 문장으로 표현해 보세요.

____

오늘의 감사한 일 한 가지를 써 보세요.

____

"회복하는 사람은 회복하는 습관을 만든다."

Date. / / /

오늘의 건강 선포

오늘의 할 일

오늘의 건강 지표

체중 ______ kg

수면 시간 ______ 시간

수면의 질 좋음 보통 없음

식욕 좋음 보통 없음

수분 섭취 (1컵 250ml)

오늘의 회복 습관

채소 주스 마시기 ☐

30분 이상 걷기 ☐

스트레칭하기 ☐

햇빛 쬐기 ☐

깊은 호흡하기 ☐

많이 웃기 ☐

기타 ______ ☐

운동/활동

종류 ______ 시간 ______ 분 강도 약 중 강

종류 ______ 시간 ______ 분 강도 약 중 강

오늘의 식사

아침 식단 ______________________

점심 식단 ______________________

저녁 식단 ______________________

처방약 & 보충제 복용

처방약 **아침** ☐ **점심** ☐ **저녁** ☐

보충제 **아침** ☐ **점심** ☐ **저녁** ☐

대변 상태

정상 ☐ 묽음 ☐ 딱딱함 ☐

설사 ☐ 기타 ☐

오늘의 감정

😊 **좋음** / 😐 **보통** / 😟 **우울** / ☹ **힘듦**

통증 & 불편 증상

통증 정도 0 1 2 3 4 5

통증 위치 ______________________

증상 발생 시기 ______________________

불편한 점

메스꺼움 ☐ 구토 ☐ 어지럼 ☐

호흡곤란 ☐ 변비 ☐ 피부 트러블 ☐

손발 저림 ☐ 설사 ☐

기타 ______________________ ☐

오늘 마음이 가장 편안했던 순간을 써 보세요.

____

오늘의 컨디션을 한 문장으로 표현해 보세요.

____

오늘의 감사한 일 한 가지를 써 보세요.

____

"오늘의 작은 선택이 내일의 수치를 바꾼다."

Date.　　/　　/　　/

오늘의 건강 선포

오늘의 할 일

오늘의 건강 지표

체중 ________ kg

수면 시간 ________ 시간

수면의 질　좋음　보통　없음

식욕　좋음　보통　없음

수분 섭취 (1컵 250ml)

오늘의 회복 습관

채소 주스 마시기 ☐

30분 이상 걷기 ☐

스트레칭하기 ☐

햇빛 쬐기 ☐

깊은 호흡하기 ☐

많이 웃기 ☐

기타 ________ ☐

운동/활동

종류 ________ 시간 ________ 분　강도　약　중　강

종류 ________ 시간 ________ 분　강도　약　중　강

오늘의 식사

아침 식단 ______

점심 식단 ______

저녁 식단 ______

처방약 & 보충제 복용

처방약 **아침** ☐ **점심** ☐ **저녁** ☐

보충제 **아침** ☐ **점심** ☐ **저녁** ☐

대변 상태

정상 ☐ 묽음 ☐ 딱딱함 ☐

설사 ☐ 기타 ☐

오늘의 감정

좋음 / **보통** / **우울** / **힘듦**

통증 & 불편 증상

통증 정도 0 1 2 3 4 5

통증 위치 ______

증상 발생 시기 ______

불편한 점

메스꺼움 ☐ 구토 ☐ 어지럼 ☐

호흡곤란 ☐ 변비 ☐ 피부 트러블 ☐

손발 저림 ☐ 설사 ☐

기타 ______ ☐

오늘 마음이 가장 편안했던 순간을 써 보세요.

______

오늘의 컨디션을 한 문장으로 표현해 보세요.

______

오늘의 감사한 일 한 가지를 써 보세요.

______

"정체성을 바꾸면 음식도, 마음도 달라진다."

Date. / / /

오늘의 건강 선포

오늘의 할 일

오늘의 건강 지표

체중 ______ kg

수면 시간 ______ 시간

수면의 질 좋음 보통 없음

식욕 좋음 보통 없음

수분 섭취 (1컵 250ml)

오늘의 회복 습관

채소 주스 마시기 ☐

30분 이상 걷기 ☐

스트레칭하기 ☐

햇빛 쬐기 ☐

깊은 호흡하기 ☐

많이 웃기 ☐

기타 ______ ☐

운동/활동

종류 ______ 시간 ______ 분 강도 약 중 강

종류 ______ 시간 ______ 분 강도 약 중 강

오늘의 식사

아침 식단 ______

점심 식단 ______

저녁 식단 ______

처방약 & 보충제 복용

처방약 아침 ☐ 점심 ☐ 저녁 ☐

보충제 아침 ☐ 점심 ☐ 저녁 ☐

대변 상태

정상 ☐ 묽음 ☐ 딱딱함 ☐

설사 ☐ 기타 ☐

오늘의 감정

좋음 / 보통 / 우울 / 힘듦

통증 & 불편 증상

통증 정도 0 1 2 3 4 5

통증 위치 ______

증상 발생 시기 ______

불편한 점

메스꺼움 ☐ 구토 ☐ 어지럼 ☐

호흡곤란 ☐ 변비 ☐ 피부 트러블 ☐

손발 저림 ☐ 설사 ☐

기타 ______ ☐

오늘 마음이 가장 편안했던 순간을 써 보세요.

______

오늘의 컨디션을 한 문장으로 표현해 보세요.

______

오늘의 감사한 일 한 가지를 써 보세요.

______

"나는 나를 살리는 사람이다."

Date.　　/　　/　　/

오늘의 건강 선포

오늘의 할 일

오늘의 건강 지표

체중 ________ kg

수면 시간 ________ 시간

수면의 질　좋음　보통　없음

식욕　좋음　보통　없음

수분 섭취 (1컵 250ml)

오늘의 회복 습관

채소 주스 마시기 ☐

30분 이상 걷기 ☐

스트레칭하기 ☐

햇빛 쬐기 ☐

깊은 호흡하기 ☐

많이 웃기 ☐

기타 ________ ☐

운동/활동

종류 ________ 시간 ________ 분　강도　약　중　강

종류 ________ 시간 ________ 분　강도　약　중　강

오늘의 식사

아침 식단 ____________________

점심 식단 ____________________

저녁 식단 ____________________

처방약 & 보충제 복용

처방약 아침 ☐ 점심 ☐ 저녁 ☐

보충제 아침 ☐ 점심 ☐ 저녁 ☐

대변 상태

정상 ☐ 묽음 ☐ 딱딱함 ☐

설사 ☐ 기타 ☐

오늘의 감정

😆 좋음 / 😐 보통 / 😟 우울 / ☹ 힘듦

통증 & 불편 증상

통증 정도 0 1 2 3 4 5

통증 위치 ____________________

증상 발생 시기 ____________________

불편한 점

메스꺼움 ☐ 구토 ☐ 어지럼 ☐

호흡곤란 ☐ 변비 ☐ 피부 트러블 ☐

손발 저림 ☐ 설사 ☐

기타 ____________________ ☐

오늘 마음이 가장 편안했던 순간을 써 보세요.

____

오늘의 컨디션을 한 문장으로 표현해 보세요.

____

오늘의 감사한 일 한 가지를 써 보세요.

____

"암은 나를 새롭게 디자인하는 기회다."

Date.　　/　　/　　/

오늘의 건강 선포

오늘의 할 일

오늘의 건강 지표

체중 ______ kg

수면 시간 ______ 시간

수면의 질　좋음　보통　없음

식욕　좋음　보통　없음

수분 섭취
(1컵 250ml)

오늘의 회복 습관

채소 주스 마시기 ☐

30분 이상 걷기 ☐

스트레칭하기 ☐

햇빛 쬐기 ☐

깊은 호흡하기 ☐

많이 웃기 ☐

기타 ______ ☐

운동/활동

종류 ______ 시간 ______ 분 강도 약 중 강

종류 ______ 시간 ______ 분 강도 약 중 강

오늘의 식사

아침 식단 ______

점심 식단 ______

저녁 식단 ______

처방약 & 보충제 복용

처방약 아침 ☐ 점심 ☐ 저녁 ☐

보충제 아침 ☐ 점심 ☐ 저녁 ☐

대변 상태

정상 ☐ 묽음 ☐ 딱딱함 ☐

설사 ☐ 기타 ☐

오늘의 감정

좋음 / 보통 / 우울 / 힘듦

통증 & 불편 증상

통증 정도 0 1 2 3 4 5

통증 위치 ______

증상 발생 시기 ______

불편한 점

메스꺼움 ☐ 구토 ☐ 어지럼 ☐

호흡곤란 ☐ 변비 ☐ 피부 트러블 ☐

손발 저림 ☐ 설사 ☐

기타 ______ ☐

오늘 마음이 가장 편안했던 순간을 써 보세요.

______

오늘의 컨디션을 한 문장으로 표현해 보세요.

______

오늘의 감사한 일 한 가지를 써 보세요.

______

"내가 나를 신뢰하면 몸도 따라온다."

Date.　　/　　/　　/

오늘의 건강 선포

____

____

오늘의 할 일

____

____

____

____

오늘의 건강 지표

체중 ______________ kg

수면 시간 ______________ 시간

수면의 질　좋음　보통　없음

식욕　좋음　보통　없음

수분 섭취 (1컵 250ml)

오늘의 회복 습관

채소 주스 마시기 ☐

30분 이상 걷기 ☐

스트레칭하기 ☐

햇빛 쬐기 ☐

깊은 호흡하기 ☐

많이 웃기 ☐

기타 ______________ ☐

운동/활동

종류 ______________ 시간 ______________ 분 강도 약 중 강

종류 ______________ 시간 ______________ 분 강도 약 중 강

오늘의 식사

아침 식단 ______________________

점심 식단 ______________________

저녁 식단 ______________________

처방약 & 보충제 복용

처방약 아침 ☐ 점심 ☐ 저녁 ☐

보충제 아침 ☐ 점심 ☐ 저녁 ☐

대변 상태

정상 ☐ 묽음 ☐ 딱딱함 ☐

설사 ☐ 기타 ☐

오늘의 감정

좋음 / 보통 / 우울 / 힘듦

통증 & 불편 증상

통증 정도 0 1 2 3 4 5

통증 위치 ______________________

증상 발생 시기 ______________________

불편한 점

메스꺼움 ☐ 구토 ☐ 어지럼 ☐

호흡곤란 ☐ 변비 ☐ 피부 트러블 ☐

손발 저림 ☐ 설사 ☐

기타 ______________________ ☐

오늘 마음이 가장 편안했던 순간을 써 보세요.

____

오늘의 컨디션을 한 문장으로 표현해 보세요.

____

오늘의 감사한 일 한 가지를 써 보세요.

____

"포기하지 않는 정체성은 결국 병을 넘어선다."

Date.　　/　　/　　/

오늘의 건강 선포

오늘의 할 일

오늘의 건강 지표

체중 ________ kg

수면 시간 ________ 시간

수면의 질　좋음　보통　없음

식욕　좋음　보통　없음

수분 섭취 (1컵 250ml)

오늘의 회복 습관

채소 주스 마시기 ☐

30분 이상 걷기 ☐

스트레칭하기 ☐

햇빛 쬐기 ☐

깊은 호흡하기 ☐

많이 웃기 ☐

기타 ________ ☐

운동/활동

종류 ________ 시간 ________ 분 강도 약 중 강

종류 ________ 시간 ________ 분 강도 약 중 강

오늘의 식사

아침 식단 ______

점심 식단 ______

저녁 식단 ______

처방약 & 보충제 복용

처방약 아침 ☐ 점심 ☐ 저녁 ☐

보충제 아침 ☐ 점심 ☐ 저녁 ☐

대변 상태

정상 ☐ 묽음 ☐ 딱딱함 ☐

설사 ☐ 기타 ☐

오늘의 감정

좋음 / 보통 / 우울 / 힘듦

통증 & 불편 증상

통증 정도 0 1 2 3 4 5

통증 위치 ______

증상 발생 시기 ______

불편한 점

메스꺼움 ☐ 구토 ☐ 어지럼 ☐

호흡곤란 ☐ 변비 ☐ 피부 트러블 ☐

손발 저림 ☐ 설사 ☐

기타 ______ ☐

오늘 마음이 가장 편안했던 순간을 써 보세요.

______

오늘의 컨디션을 한 문장으로 표현해 보세요.

______

오늘의 감사한 일 한 가지를 써 보세요.

______

"내가 사랑하는 몸은 회복을 선택한다."

Date. / / /

오늘의 건강 선포

오늘의 할 일

오늘의 건강 지표

체중 ______ kg

수면 시간 ______ 시간

수면의 질 좋음 보통 없음

식욕 좋음 보통 없음

수분 섭취 (1컵 250ml)

오늘의 회복 습관

채소 주스 마시기 ☐

30분 이상 걷기 ☐

스트레칭하기 ☐

햇빛 쬐기 ☐

깊은 호흡하기 ☐

많이 웃기 ☐

기타 ______ ☐

운동/활동

종류 ______ 시간 ______ 분 강도 약 중 강

종류 ______ 시간 ______ 분 강도 약 중 강

오늘의 식사

아침 식단 ______________________

점심 식단 ______________________

저녁 식단 ______________________

처방약 & 보충제 복용

처방약 아침 ☐ 점심 ☐ 저녁 ☐

보충제 아침 ☐ 점심 ☐ 저녁 ☐

대변 상태

정상 ☐ 묽음 ☐ 딱딱함 ☐

설사 ☐ 기타 ☐

오늘의 감정

😊 좋음 / 😐 보통 / 😔 우울 / ☹ 힘듦

통증 & 불편 증상

통증 정도 0 1 2 3 4 5

통증 위치 ______________________

증상 발생 시기 ______________________

불편한 점

메스꺼움 ☐ 구토 ☐ 어지럼 ☐

호흡곤란 ☐ 변비 ☐ 피부 트러블 ☐

손발 저림 ☐ 설사 ☐

기타 ______________________ ☐

오늘 마음이 가장 편안했던 순간을 써 보세요.

____

오늘의 컨디션을 한 문장으로 표현해 보세요.

____

오늘의 감사한 일 한 가지를 써 보세요.

____

"매일 같은 시간에 먹는 식사는 면역 리듬을 만든다."

Date.   /   /   /

오늘의 건강 선포

____

____

오늘의 할 일

____

____

____

____

오늘의 건강 지표

체중 ________ kg

수면 시간 ________ 시간

수면의 질 좋음 보통 없음

식욕 좋음 보통 없음

수분 섭취 (1컵 250ml)

오늘의 회복 습관

채소 주스 마시기 ☐

30분 이상 걷기 ☐

스트레칭하기 ☐

햇빛 쬐기 ☐

깊은 호흡하기 ☐

많이 웃기 ☐

기타 ________ ☐

운동/활동

종류 ________ 시간 ________ 분 강도 약 중 강

종류 ________ 시간 ________ 분 강도 약 중 강

오늘의 식사

아침 식단 ____________________

점심 식단 ____________________

저녁 식단 ____________________

처방약 & 보충제 복용

처방약 아침 ☐ 점심 ☐ 저녁 ☐

보충제 아침 ☐ 점심 ☐ 저녁 ☐

대변 상태

정상 ☐ 묽음 ☐ 딱딱함 ☐

설사 ☐ 기타 ☐

오늘의 감정

좋음 / 보통 / 우울 / 힘듦

통증 & 불편 증상

통증 정도 0 1 2 3 4 5

통증 위치 ____________________

증상 발생 시기 ____________________

불편한 점

메스꺼움 ☐ 구토 ☐ 어지럼 ☐

호흡곤란 ☐ 변비 ☐ 피부 트러블 ☐

손발 저림 ☐ 설사 ☐

기타 ____________________ ☐

오늘 마음이 가장 편안했던 순간을 써 보세요.

____

오늘의 컨디션을 한 문장으로 표현해 보세요.

____

오늘의 감사한 일 한 가지를 써 보세요.

____

"단순한 식단이 가장 복잡한 병을 이긴다."

Date.　　/　　/　　/

오늘의 건강 선포

오늘의 할 일

오늘의 건강 지표

체중 ________ kg

수면 시간 ________ 시간

수면의 질　좋음　보통　없음

식욕　좋음　보통　없음

수분 섭취 (1컵 250ml)

오늘의 회복 습관

채소 주스 마시기 ☐

30분 이상 걷기 ☐

스트레칭하기 ☐

햇빛 쬐기 ☐

깊은 호흡하기 ☐

많이 웃기 ☐

기타 ________ ☐

운동/활동

종류 ________ 시간 ________ 분 강도 약 중 강

종류 ________ 시간 ________ 분 강도 약 중 강

오늘의 식사

아침 식단 ______________________

점심 식단 ______________________

저녁 식단 ______________________

처방약 & 보충제 복용

처방약 **아침** ☐ **점심** ☐ **저녁** ☐

보충제 **아침** ☐ **점심** ☐ **저녁** ☐

대변 상태

정상 ☐ 묽음 ☐ 딱딱함 ☐

설사 ☐ 기타 ☐

오늘의 감정

좋음 / **보통** / **우울** / **힘듦**

통증 & 불편 증상

통증 정도 0 1 2 3 4 5

통증 위치 ______________________

증상 발생 시기 ______________________

불편한 점

메스꺼움 ☐ 구토 ☐ 어지럼 ☐

호흡곤란 ☐ 변비 ☐ 피부 트러블 ☐

손발 저림 ☐ 설사 ☐

기타 ______________________ ☐

오늘 마음이 가장 편안했던 순간을 써 보세요.

____

오늘의 컨디션을 한 문장으로 표현해 보세요.

____

오늘의 감사한 일 한 가지를 써 보세요.

____

"5분 스트레칭이 림프 순환을 깨운다."

Date. / / /

오늘의 건강 선포

오늘의 할 일

오늘의 건강 지표

체중 ____________ kg

수면 시간 ____________ 시간

수면의 질 좋음 보통 없음

식욕 좋음 보통 없음

수분 섭취 (1컵 250ml)

오늘의 회복 습관

채소 주스 마시기 ☐

30분 이상 걷기 ☐

스트레칭하기 ☐

햇빛 쬐기 ☐

깊은 호흡하기 ☐

많이 웃기 ☐

기타 ____________ ☐

운동/활동			
종류 ____________	시간 ________ 분	강도	약 중 강
종류 ____________	시간 ________ 분	강도	약 중 강

오늘의 식사

아침 식단 ______

점심 식단 ______

저녁 식단 ______

처방약 & 보충제 복용

처방약 아침 ☐ 점심 ☐ 저녁 ☐

보충제 아침 ☐ 점심 ☐ 저녁 ☐

대변 상태

정상 ☐ 묽음 ☐ 딱딱함 ☐

설사 ☐ 기타 ☐

오늘의 감정

좋음 / 보통 / 우울 / 힘듦

통증 & 불편 증상

통증 정도 0 1 2 3 4 5

통증 위치 ______

증상 발생 시기 ______

불편한 점

메스꺼움 ☐ 구토 ☐ 어지럼 ☐

호흡곤란 ☐ 변비 ☐ 피부 트러블 ☐

손발 저림 ☐ 설사 ☐

기타 ______ ☐

오늘 마음이 가장 편안했던 순간을 써 보세요.

______

오늘의 컨디션을 한 문장으로 표현해 보세요.

______

오늘의 감사한 일 한 가지를 써 보세요.

______

"긍정적인 생각을 반복하는 것도 항암 습관이다."

Date.　　　/　　　/　　　/

오늘의 건강 선포

___

___

오늘의 할 일

___

___

___

___

오늘의 건강 지표

체중 ________ kg

수면 시간 ________ 시간

수면의 질　좋음　보통　없음

식욕　좋음　보통　없음

수분 섭취 (1컵 250ml)

오늘의 회복 습관

채소 주스 마시기 ☐

30분 이상 걷기 ☐

스트레칭하기 ☐

햇빛 쬐기 ☐

깊은 호흡하기 ☐

많이 웃기 ☐

기타 ________ ☐

운동/활동

종류 ________ 시간 ________ 분　강도　약　중　강

종류 ________ 시간 ________ 분　강도　약　중　강

오늘의 식사

아침 식단 ______

점심 식단 ______

저녁 식단 ______

처방약 & 보충제 복용

처방약 아침 ☐ 점심 ☐ 저녁 ☐

보충제 아침 ☐ 점심 ☐ 저녁 ☐

대변 상태

정상 ☐ 묽음 ☐ 딱딱함 ☐

설사 ☐ 기타 ☐

오늘의 감정

좋음 / 보통 / 우울 / 힘듦

통증 & 불편 증상

통증 정도 0 1 2 3 4 5

통증 위치 ______

증상 발생 시기 ______

불편한 점

메스꺼움 ☐ 구토 ☐ 어지럼 ☐

호흡곤란 ☐ 변비 ☐ 피부 트러블 ☐

손발 저림 ☐ 설사 ☐

기타 ______ ☐

오늘 마음이 가장 편안했던 순간을 써 보세요.

______

오늘의 컨디션을 한 문장으로 표현해 보세요.

______

오늘의 감사한 일 한 가지를 써 보세요.

______

"불안한 뉴스 대신 감사일기를 쓰는 습관이 몸을 살린다."

Date. / / /

오늘의 건강 선포

오늘의 할 일

오늘의 건강 지표

체중 ________ kg

수면 시간 ________ 시간

수면의 질 좋음 보통 없음

식욕 좋음 보통 없음

수분 섭취 (1컵 250ml)

오늘의 회복 습관

채소 주스 마시기 ☐

30분 이상 걷기 ☐

스트레칭하기 ☐

햇빛 쬐기 ☐

깊은 호흡하기 ☐

많이 웃기 ☐

기타 ________ ☐

운동/활동

종류 ________ 시간 ________ 분 강도 약 중 강

종류 ________ 시간 ________ 분 강도 약 중 강

오늘의 식사

아침 식단 ______

점심 식단 ______

저녁 식단 ______

처방약 & 보충제 복용

처방약 아침 ☐ 점심 ☐ 저녁 ☐

보충제 아침 ☐ 점심 ☐ 저녁 ☐

대변 상태

정상 ☐ 묽음 ☐ 딱딱함 ☐

설사 ☐ 기타 ☐

오늘의 감정

😆 좋음 / 😐 보통 / 🙁 우울 / ☹ 힘듦

통증 & 불편 증상

통증 정도 0 1 2 3 4 5

통증 위치 ______

증상 발생 시기 ______

불편한 점

메스꺼움 ☐ 구토 ☐ 어지럼 ☐

호흡곤란 ☐ 변비 ☐ 피부 트러블 ☐

손발 저림 ☐ 설사 ☐

기타 ______ ☐

오늘 마음이 가장 편안했던 순간을 써 보세요.

______

오늘의 컨디션을 한 문장으로 표현해 보세요.

______

오늘의 감사한 일 한 가지를 써 보세요.

______

"한 숟가락 덜어 내는 용기가 내일의 결과를 바꾼다."

Date.　　/　　/　　/

오늘의 건강 선포

오늘의 할 일

오늘의 건강 지표

체중 ______ kg

수면 시간 ______ 시간

수면의 질　좋음　보통　없음

식욕　좋음　보통　없음

수분 섭취 (1컵 250ml)

오늘의 회복 습관

채소 주스 마시기 ☐

30분 이상 걷기 ☐

스트레칭하기 ☐

햇빛 쬐기 ☐

깊은 호흡하기 ☐

많이 웃기 ☐

기타 ______ ☐

운동/활동

종류 ______ 시간 ______ 분 강도 약 중 강

종류 ______ 시간 ______ 분 강도 약 중 강

오늘의 식사

아침 식단 ______

점심 식단 ______

저녁 식단 ______

처방약 & 보충제 복용

처방약 아침 ☐ 점심 ☐ 저녁 ☐

보충제 아침 ☐ 점심 ☐ 저녁 ☐

대변 상태

정상 ☐ 묽음 ☐ 딱딱함 ☐

설사 ☐ 기타 ☐

오늘의 감정

😊 좋음 / 😐 보통 / 😟 우울 / ☹ 힘듦

통증 & 불편 증상

통증 정도 0 1 2 3 4 5

통증 위치 ______

증상 발생 시기 ______

불편한 점

메스꺼움 ☐ 구토 ☐ 어지럼 ☐

호흡곤란 ☐ 변비 ☐ 피부 트러블 ☐

손발 저림 ☐ 설사 ☐

기타 ______ ☐

오늘 마음이 가장 편안했던 순간을 써 보세요.

______

오늘의 컨디션을 한 문장으로 표현해 보세요.

______

오늘의 감사한 일 한 가지를 써 보세요.

______

"산책은 자연이 주는 무해한 항암제다."

Date. / / /

오늘의 건강 선포

오늘의 할 일

오늘의 건강 지표

체중 ________ kg

수면 시간 ________ 시간

수면의 질 좋음 보통 없음

식욕 좋음 보통 없음

수분 섭취 (1컵 250ml)

오늘의 회복 습관

채소 주스 마시기 ☐

30분 이상 걷기 ☐

스트레칭하기 ☐

햇빛 쬐기 ☐

깊은 호흡하기 ☐

많이 웃기 ☐

기타 ________ ☐

운동/활동

종류 ________ 시간 ________ 분 강도 약 중 강

종류 ________ 시간 ________ 분 강도 약 중 강

오늘의 식사

아침 식단 ______

점심 식단 ______

저녁 식단 ______

처방약 & 보충제 복용

처방약 아침 ☐ 점심 ☐ 저녁 ☐

보충제 아침 ☐ 점심 ☐ 저녁 ☐

대변 상태

정상 ☐ 묽음 ☐ 딱딱함 ☐

설사 ☐ 기타 ☐

오늘의 감정

😊 좋음 / 😐 보통 / 😟 우울 / ☹ 힘듦

통증 & 불편 증상

통증 정도 0 1 2 3 4 5

통증 위치 ______

증상 발생 시기 ______

불편한 점

메스꺼움 ☐ 구토 ☐ 어지럼 ☐

호흡곤란 ☐ 변비 ☐ 피부 트러블 ☐

손발 저림 ☐ 설사 ☐

기타 ______ ☐

오늘 마음이 가장 편안했던 순간을 써 보세요.

______

오늘의 컨디션을 한 문장으로 표현해 보세요.

______

오늘의 감사한 일 한 가지를 써 보세요.

______

"조용한 음악은 뇌와 세포의 평화를 불러온다."

Date.　　/　　/　　/

오늘의 건강 선포

오늘의 할 일

오늘의 건강 지표

체중 ____________ kg

수면 시간 ____________ 시간

수면의 질　좋음　보통　없음

식욕　좋음　보통　없음

수분 섭취 (1컵 250ml)

오늘의 회복 습관

채소 주스 마시기 ☐

30분 이상 걷기 ☐

스트레칭하기 ☐

햇빛 쬐기 ☐

깊은 호흡하기 ☐

많이 웃기 ☐

기타 ____________ ☐

운동/활동

종류 ____________ 시간 ____________ 분　강도　약　중　강

종류 ____________ 시간 ____________ 분　강도　약　중　강

오늘의 식사

아침 식단 ______

점심 식단 ______

저녁 식단 ______

처방약 & 보충제 복용

처방약 **아침** ☐ **점심** ☐ **저녁** ☐

보충제 **아침** ☐ **점심** ☐ **저녁** ☐

대변 상태

정상 ☐ 묽음 ☐ 딱딱함 ☐

설사 ☐ 기타 ☐

오늘의 감정

😆 **좋음** / 😐 **보통** / 🙁 **우울** / ☹ **힘듦**

통증 & 불편 증상

통증 정도 0 1 2 3 4 5

통증 위치 ______

증상 발생 시기 ______

불편한 점

메스꺼움 ☐ 구토 ☐ 어지럼 ☐

호흡곤란 ☐ 변비 ☐ 피부 트러블 ☐

손발 저림 ☐ 설사 ☐

기타 ______ ☐

오늘 마음이 가장 편안했던 순간을 써 보세요.

______

오늘의 컨디션을 한 문장으로 표현해 보세요.

______

오늘의 감사한 일 한 가지를 써 보세요.

______

"깊은 호흡은 생명을 연장하는 연습이다."

Date. / / /

오늘의 건강 선포

오늘의 할 일

오늘의 건강 지표

체중 __________ kg

수면 시간 __________ 시간

수면의 질 좋음 보통 없음

식욕 좋음 보통 없음

수분 섭취 (1컵 250ml)

오늘의 회복 습관

채소 주스 마시기 ☐

30분 이상 걷기 ☐

스트레칭하기 ☐

햇빛 쬐기 ☐

깊은 호흡하기 ☐

많이 웃기 ☐

기타 __________ ☐

운동/활동

종류 __________ 시간 __________ 분 강도 약 중 강

종류 __________ 시간 __________ 분 강도 약 중 강

오늘의 식사

아침 식단 ______

점심 식단 ______

저녁 식단 ______

처방약 & 보충제 복용

처방약 아침 ☐ 점심 ☐ 저녁 ☐

보충제 아침 ☐ 점심 ☐ 저녁 ☐

대변 상태

정상 ☐ 묽음 ☐ 딱딱함 ☐

설사 ☐ 기타 ☐

오늘의 감정

좋음 / 보통 / 우울 / 힘듦

통증 & 불편 증상

통증 정도 0 1 2 3 4 5

통증 위치 ______

증상 발생 시기 ______

불편한 점

메스꺼움 ☐ 구토 ☐ 어지럼 ☐

호흡곤란 ☐ 변비 ☐ 피부 트러블 ☐

손발 저림 ☐ 설사 ☐

기타 ______ ☐

오늘 마음이 가장 편안했던 순간을 써 보세요.

______

오늘의 컨디션을 한 문장으로 표현해 보세요.

______

오늘의 감사한 일 한 가지를 써 보세요.

______

"몸을 사랑하면 음식 선택도 달라진다."

Date. / / /

오늘의 건강 선포

오늘의 할 일

오늘의 건강 지표

체중 ______ kg

수면 시간 ______ 시간

수면의 질 좋음 보통 없음

식욕 좋음 보통 없음

수분 섭취 (1컵 250ml)

오늘의 회복 습관

채소 주스 마시기 ☐

30분 이상 걷기 ☐

스트레칭하기 ☐

햇빛 쬐기 ☐

깊은 호흡하기 ☐

많이 웃기 ☐

기타 ______ ☐

운동/활동

종류 ______ 시간 ______ 분 강도 약 중 강

종류 ______ 시간 ______ 분 강도 약 중 강

오늘의 식사

아침 식단

점심 식단

저녁 식단

처방약 & 보충제 복용

처방약	아침 ☐	점심 ☐	저녁 ☐
보충제	아침 ☐	점심 ☐	저녁 ☐

대변 상태

정상 ☐ 묽음 ☐ 딱딱함 ☐

설사 ☐ 기타 ☐

오늘의 감정

좋음 / 보통 / 우울 / 힘듦

통증 & 불편 증상

통증 정도 0 1 2 3 4 5

통증 위치

증상 발생 시기

불편한 점

메스꺼움 ☐ 구토 ☐ 어지럼 ☐

호흡곤란 ☐ 변비 ☐ 피부 트러블 ☐

손발 저림 ☐ 설사 ☐

기타 ☐

오늘 마음이 가장 편안했던 순간을 써 보세요.

오늘의 컨디션을 한 문장으로 표현해 보세요.

오늘의 감사한 일 한 가지를 써 보세요.

"작은 루틴이 항암 치료의 부작용을 줄인다."

Date. / / /

오늘의 건강 선포

오늘의 할 일

오늘의 건강 지표

체중 ______ kg

수면 시간 ______ 시간

수면의 질 좋음 보통 없음

식욕 좋음 보통 없음

수분 섭취 (1컵 250ml)

오늘의 회복 습관

채소 주스 마시기 ☐

30분 이상 걷기 ☐

스트레칭하기 ☐

햇빛 쬐기 ☐

깊은 호흡하기 ☐

많이 웃기 ☐

기타 ______ ☐

운동/활동

종류 ______ 시간 ______ 분 강도 약 중 강

종류 ______ 시간 ______ 분 강도 약 중 강

오늘의 식사

아침 식단

점심 식단

저녁 식단

처방약 & 보충제 복용

처방약 아침 ☐ 점심 ☐ 저녁 ☐

보충제 아침 ☐ 점심 ☐ 저녁 ☐

대변 상태

정상 ☐ 묽음 ☐ 딱딱함 ☐

설사 ☐ 기타 ☐

오늘의 감정

좋음 / 보통 / 우울 / 힘듦

통증 & 불편 증상

통증 정도 0 1 2 3 4 5

통증 위치

증상 발생 시기

불편한 점

메스꺼움 ☐ 구토 ☐ 어지럼 ☐

호흡곤란 ☐ 변비 ☐ 피부 트러블 ☐

손발 저림 ☐ 설사 ☐

기타 ☐

오늘 마음이 가장 편안했던 순간을 써 보세요.

오늘의 컨디션을 한 문장으로 표현해 보세요.

오늘의 감사한 일 한 가지를 써 보세요.

"약 복용 시간, 식사 시간, 수면 시간은 생명 루틴이다."

Date. / / /

오늘의 건강 선포

오늘의 할 일

오늘의 건강 지표

체중 __________ kg

수면 시간 __________ 시간

수면의 질 좋음 보통 없음

식욕 좋음 보통 없음

수분 섭취 (1컵 250ml)

오늘의 회복 습관

채소 주스 마시기 ☐

30분 이상 걷기 ☐

스트레칭하기 ☐

햇빛 쬐기 ☐

깊은 호흡하기 ☐

많이 웃기 ☐

기타 __________ ☐

운동/활동							
종류 __________	시간 __________ 분	강도	약	중	강
종류 __________	시간 __________ 분	강도	약	중	강

오늘의 식사

아침 식단 ______

점심 식단 ______

저녁 식단 ______

처방약 & 보충제 복용

처방약 아침 ☐ 점심 ☐ 저녁 ☐

보충제 아침 ☐ 점심 ☐ 저녁 ☐

대변 상태

정상 ☐ 묽음 ☐ 딱딱함 ☐

설사 ☐ 기타 ☐

오늘의 감정

😊 좋음 / 😐 보통 / 😟 우울 / 😢 힘듦

통증 & 불편 증상

통증 정도 0 1 2 3 4 5

통증 위치 ______

증상 발생 시기 ______

불편한 점

메스꺼움 ☐ 구토 ☐ 어지럼 ☐

호흡곤란 ☐ 변비 ☐ 피부 트러블 ☐

손발 저림 ☐ 설사 ☐

기타 ______ ☐

오늘 마음이 가장 편안했던 순간을 써 보세요.

______

오늘의 컨디션을 한 문장으로 표현해 보세요.

______

오늘의 감사한 일 한 가지를 써 보세요.

______

"작은 회복 습관 하나가 다시 살 수 있다는 확신을 준다."

Date. / / /

오늘의 건강 선포

오늘의 할 일

오늘의 건강 지표

체중 __________ kg

수면 시간 __________ 시간

수면의 질 좋음 보통 없음

식욕 좋음 보통 없음

수분 섭취 (1컵 250ml)

오늘의 회복 습관

채소 주스 마시기 ☐

30분 이상 걷기 ☐

스트레칭하기 ☐

햇빛 쬐기 ☐

깊은 호흡하기 ☐

많이 웃기 ☐

기타 __________ ☐

운동/활동

종류 __________ 시간 __________ 분 강도 약 중 강

종류 __________ 시간 __________ 분 강도 약 중 강

오늘의 식사

아침 식단 ______________________

점심 식단 ______________________

저녁 식단 ______________________

처방약 & 보충제 복용

처방약 아침 ☐ 점심 ☐ 저녁 ☐

보충제 아침 ☐ 점심 ☐ 저녁 ☐

대변 상태

정상 ☐ 묽음 ☐ 딱딱함 ☐

설사 ☐ 기타 ☐

오늘의 감정

😊 좋음 / 😐 보통 / 🙁 우울 / ☹ 힘듦

통증 & 불편 증상

통증 정도 0 1 2 3 4 5

통증 위치 ______________________

증상 발생 시기 ______________________

불편한 점

메스꺼움 ☐ 구토 ☐ 어지럼 ☐

호흡곤란 ☐ 변비 ☐ 피부 트러블 ☐

손발 저림 ☐ 설사 ☐

기타 ______________________ ☐

오늘 마음이 가장 편안했던 순간을 써 보세요.

____

오늘의 컨디션을 한 문장으로 표현해 보세요.

____

오늘의 감사한 일 한 가지를 써 보세요.

____

"환경이 달라지면 세포의 반응도 달라진다."

Date. / / /

오늘의 건강 선포

오늘의 할 일

오늘의 건강 지표

체중 ______ kg

수면 시간 ______ 시간

수면의 질 좋음 보통 없음

식욕 좋음 보통 없음

수분 섭취 (1컵 250ml)

오늘의 회복 습관

채소 주스 마시기 ☐

30분 이상 걷기 ☐

스트레칭하기 ☐

햇빛 쬐기 ☐

깊은 호흡하기 ☐

많이 웃기 ☐

기타 ______ ☐

운동/활동

종류 ______ 시간 ______ 분 강도 약 중 강

종류 ______ 시간 ______ 분 강도 약 중 강

오늘의 식사

아침 식단 ______________________________

점심 식단 ______________________________

저녁 식단 ______________________________

처방약 & 보충제 복용

처방약 아침 ☐ 점심 ☐ 저녁 ☐

보충제 아침 ☐ 점심 ☐ 저녁 ☐

대변 상태

정상 ☐ 묽음 ☐ 딱딱함 ☐

설사 ☐ 기타 ☐

오늘의 감정

좋음 / 보통 / 우울 / 힘듦

통증 & 불편 증상

통증 정도 0 1 2 3 4 5

통증 위치 ______________________________

증상 발생 시기 ______________________________

불편한 점

메스꺼움 ☐ 구토 ☐ 어지럼 ☐

호흡곤란 ☐ 변비 ☐ 피부 트러블 ☐

손발 저림 ☐ 설사 ☐

기타 ______________________________ ☐

오늘 마음이 가장 편안했던 순간을 써 보세요.

____

오늘의 컨디션을 한 문장으로 표현해 보세요.

____

오늘의 감사한 일 한 가지를 써 보세요.

____

"건강한 사람과의 대화는 최고의 처방이다."

Date. / / /

오늘의 건강 선포

오늘의 할 일

오늘의 건강 지표

체중 ____________ kg

수면 시간 ____________ 시간

수면의 질 좋음 보통 없음

식욕 좋음 보통 없음

수분 섭취 (1컵 250ml)

오늘의 회복 습관

채소 주스 마시기 ☐

30분 이상 걷기 ☐

스트레칭하기 ☐

햇빛 쬐기 ☐

깊은 호흡하기 ☐

많이 웃기 ☐

기타 ____________ ☐

운동/활동

종류 ____________ 시간 ____________ 분 강도 약 중 강

종류 ____________ 시간 ____________ 분 강도 약 중 강

오늘의 식사

아침 식단 ______

점심 식단 ______

저녁 식단 ______

처방약 & 보충제 복용

처방약 아침 ☐ 점심 ☐ 저녁 ☐

보충제 아침 ☐ 점심 ☐ 저녁 ☐

대변 상태

정상 ☐ 묽음 ☐ 딱딱함 ☐

설사 ☐ 기타 ☐

오늘의 감정

😄 좋음 / 😐 보통 / 🙁 우울 / 😦 힘듦

통증 & 불편 증상

통증 정도 0 1 2 3 4 5

통증 위치 ______

증상 발생 시기 ______

불편한 점

메스꺼움 ☐ 구토 ☐ 어지럼 ☐

호흡곤란 ☐ 변비 ☐ 피부 트러블 ☐

손발 저림 ☐ 설사 ☐

기타 ______ ☐

오늘 마음이 가장 편안했던 순간을 써 보세요.

______

오늘의 컨디션을 한 문장으로 표현해 보세요.

______

오늘의 감사한 일 한 가지를 써 보세요.

______

"냉장고 속 재료를 바꾸면 삶이 바뀐다."

Date.　　/　　/　　/

오늘의 건강 선포

오늘의 할 일

오늘의 건강 지표

체중 ________ kg

수면 시간 ________ 시간

수면의 질　좋음　보통　없음

식욕　좋음　보통　없음

수분 섭취 (1컵 250ml)

오늘의 회복 습관

채소 주스 마시기 ☐

30분 이상 걷기 ☐

스트레칭하기 ☐

햇빛 쬐기 ☐

깊은 호흡하기 ☐

많이 웃기 ☐

기타 ________ ☐

운동/활동

종류 ________ 시간 ________ 분　강도　약　중　강

종류 ________ 시간 ________ 분　강도　약　중　강

오늘의 식사

아침 식단 ______

점심 식단 ______

저녁 식단 ______

처방약 & 보충제 복용

처방약 아침 ☐ 점심 ☐ 저녁 ☐

보충제 아침 ☐ 점심 ☐ 저녁 ☐

대변 상태

정상 ☐ 묽음 ☐ 딱딱함 ☐

설사 ☐ 기타 ☐

오늘의 감정

좋음 / 보통 / 우울 / 힘듦

통증 & 불편 증상

통증 정도 0 1 2 3 4 5

통증 위치 ______

증상 발생 시기 ______

불편한 점

메스꺼움 ☐ 구토 ☐ 어지럼 ☐

호흡곤란 ☐ 변비 ☐ 피부 트러블 ☐

손발 저림 ☐ 설사 ☐

기타 ______ ☐

오늘 마음이 가장 편안했던 순간을 써 보세요.

______

오늘의 컨디션을 한 문장으로 표현해 보세요.

______

오늘의 감사한 일 한 가지를 써 보세요.

______

"건강한 공간은 회복하는 세포를 반긴다."

Date. / / /

오늘의 건강 선포

오늘의 할 일

오늘의 건강 지표

체중 ____________ kg

수면 시간 ____________ 시간

수면의 질 좋음 보통 없음

식욕 좋음 보통 없음

수분 섭취 (1컵 250ml)

오늘의 회복 습관

채소 주스 마시기 ☐

30분 이상 걷기 ☐

스트레칭하기 ☐

햇빛 쬐기 ☐

깊은 호흡하기 ☐

많이 웃기 ☐

기타 ____________ ☐

운동/활동

종류 ____________ 시간 ____________ 분 강도 약 중 강

종류 ____________ 시간 ____________ 분 강도 약 중 강

오늘의 식사

아침 식단 ______

점심 식단 ______

저녁 식단 ______

처방약 & 보충제 복용

처방약 아침 ☐ 점심 ☐ 저녁 ☐

보충제 아침 ☐ 점심 ☐ 저녁 ☐

대변 상태

정상 ☐ 묽음 ☐ 딱딱함 ☐

설사 ☐ 기타 ☐

오늘의 감정

😊 좋음 / 😐 보통 / 😟 우울 / ☹ 힘듦

통증 & 불편 증상

통증 정도 0 1 2 3 4 5

통증 위치 ______

증상 발생 시기 ______

불편한 점

메스꺼움 ☐ 구토 ☐ 어지럼 ☐

호흡곤란 ☐ 변비 ☐ 피부 트러블 ☐

손발 저림 ☐ 설사 ☐

기타 ______ ☐

오늘 마음이 가장 편안했던 순간을 써 보세요.

______

오늘의 컨디션을 한 문장으로 표현해 보세요.

______

오늘의 감사한 일 한 가지를 써 보세요.

______

"나는 내 몸을 믿는다. 회복은 이미 시작되었다."

Date. / / /

오늘의 건강 선포

오늘의 할 일

오늘의 건강 지표

체중 ______ kg

수면 시간 ______ 시간

수면의 질 좋음 보통 없음

식욕 좋음 보통 없음

수분 섭취 (1컵 250ml)

오늘의 회복 습관

채소 주스 마시기 □

30분 이상 걷기 □

스트레칭하기 □

햇빛 쬐기 □

깊은 호흡하기 □

많이 웃기 □

기타 ______ □

운동/활동

종류 ______ 시간 ______ 분 강도 약 중 강

종류 ______ 시간 ______ 분 강도 약 중 강

오늘의 식사

아침 식단 __________

점심 식단 __________

저녁 식단 __________

처방약 & 보충제 복용

처방약 아침 ☐ 점심 ☐ 저녁 ☐

보충제 아침 ☐ 점심 ☐ 저녁 ☐

대변 상태

정상 ☐ 묽음 ☐ 딱딱함 ☐

설사 ☐ 기타 ☐

오늘의 감정

😊 좋음 / 😐 보통 / 😟 우울 / 😦 힘듦

통증 & 불편 증상

통증 정도 0 — 1 — 2 — 3 — 4 — 5

통증 위치 __________

증상 발생 시기 __________

불편한 점

메스꺼움 ☐ 구토 ☐ 어지럼 ☐

호흡곤란 ☐ 변비 ☐ 피부 트러블 ☐

손발 저림 ☐ 설사 ☐

기타 __________ ☐

오늘 마음이 가장 편안했던 순간을 써 보세요.

____

오늘의 컨디션을 한 문장으로 표현해 보세요.

____

오늘의 감사한 일 한 가지를 써 보세요.

____

"작은 이완이 깊은 회복을 부른다."

Date.　　　/　　　/　　　/

오늘의 건강 선포

오늘의 할 일

오늘의 건강 지표

체중 ________ kg

수면 시간 ________ 시간

수면의 질 좋음 보통 없음

식욕 좋음 보통 없음

수분 섭취 (1컵 250ml)

오늘의 회복 습관

채소 주스 마시기 ☐

30분 이상 걷기 ☐

스트레칭하기 ☐

햇빛 쬐기 ☐

깊은 호흡하기 ☐

많이 웃기 ☐

기타 ________ ☐

운동/활동

종류 ________ 시간 ________ 분 강도 약 중 강

종류 ________ 시간 ________ 분 강도 약 중 강

오늘의 식사

아침 식단 ______

점심 식단 ______

저녁 식단 ______

처방약 & 보충제 복용

처방약 아침 ☐ 점심 ☐ 저녁 ☐

보충제 아침 ☐ 점심 ☐ 저녁 ☐

대변 상태

정상 ☐ 묽음 ☐ 딱딱함 ☐

설사 ☐ 기타 ☐

오늘의 감정

😊 좋음 / 😐 보통 / 😟 우울 / ☹ 힘듦

통증 & 불편 증상

통증 정도 0 1 2 3 4 5

통증 위치 ______

증상 발생 시기 ______

불편한 점

메스꺼움 ☐ 구토 ☐ 어지럼 ☐

호흡곤란 ☐ 변비 ☐ 피부 트러블 ☐

손발 저림 ☐ 설사 ☐

기타 ______ ☐

오늘 마음이 가장 편안했던 순간을 써 보세요.

______

오늘의 컨디션을 한 문장으로 표현해 보세요.

______

오늘의 감사한 일 한 가지를 써 보세요.

______

"내 몸을 존중하는 태도가 건강을 지킨다."

Date.　　/　　/　　/

오늘의 건강 선포

오늘의 할 일

오늘의 건강 지표

체중 ________ kg

수면 시간 ________ 시간

수면의 질　좋음　보통　없음

식욕　좋음　보통　없음

수분 섭취
(1컵 250ml)

오늘의 회복 습관

채소 주스 마시기 ☐

30분 이상 걷기 ☐

스트레칭하기 ☐

햇빛 쬐기 ☐

깊은 호흡하기 ☐

많이 웃기 ☐

기타 ________ ☐

운동/활동

종류 ________ 시간 ________ 분 강도 약 중 강

종류 ________ 시간 ________ 분 강도 약 중 강

오늘의 식사

아침 식단 ______

점심 식단 ______

저녁 식단 ______

처방약 & 보충제 복용

처방약 아침 ☐ 점심 ☐ 저녁 ☐

보충제 아침 ☐ 점심 ☐ 저녁 ☐

대변 상태

정상 ☐ 묽음 ☐ 딱딱함 ☐

설사 ☐ 기타 ☐

오늘의 감정

좋음 / 보통 / 우울 / 힘듦

통증 & 불편 증상

통증 정도 0 1 2 3 4 5

통증 위치 ______

증상 발생 시기 ______

불편한 점

메스꺼움 ☐ 구토 ☐ 어지럼 ☐

호흡곤란 ☐ 변비 ☐ 피부 트러블 ☐

손발 저림 ☐ 설사 ☐

기타 ______ ☐

오늘 마음이 가장 편안했던 순간을 써 보세요.

______

오늘의 컨디션을 한 문장으로 표현해 보세요.

______

오늘의 감사한 일 한 가지를 써 보세요.

______

"내 안의 치유 본능은 방향을 잘 잡아 주면 스스로 작동한다."

Date. / / /

오늘의 건강 선포

오늘의 할 일

오늘의 건강 지표

체중 __________ kg

수면 시간 __________ 시간

수면의 질 좋음 보통 없음

식욕 좋음 보통 없음

수분 섭취 (1컵 250ml)

오늘의 회복 습관

채소 주스 마시기 ☐

30분 이상 걷기 ☐

스트레칭하기 ☐

햇빛 쬐기 ☐

깊은 호흡하기 ☐

많이 웃기 ☐

기타 __________ ☐

운동/활동

종류 __________ 시간 __________ 분 강도 약 중 강

종류 __________ 시간 __________ 분 강도 약 중 강

오늘의 식사

아침 식단 ________________

점심 식단 ________________

저녁 식단 ________________

처방약 & 보충제 복용

처방약 아침 ☐ 점심 ☐ 저녁 ☐

보충제 아침 ☐ 점심 ☐ 저녁 ☐

대변 상태

정상 ☐ 묽음 ☐ 딱딱함 ☐

설사 ☐ 기타 ☐

오늘의 감정

😊 좋음 / 😐 보통 / 😟 우울 / 😢 힘듦

통증 & 불편 증상

통증 정도 0 — 1 — 2 — 3 — 4 — 5

통증 위치 ________________

증상 발생 시기 ________________

불편한 점

메스꺼움 ☐ 구토 ☐ 어지럼 ☐

호흡곤란 ☐ 변비 ☐ 피부 트러블 ☐

손발 저림 ☐ 설사 ☐

기타 ________________ ☐

오늘 마음이 가장 편안했던 순간을 써 보세요.

____

오늘의 컨디션을 한 문장으로 표현해 보세요.

____

오늘의 감사한 일 한 가지를 써 보세요.

____

"의식적으로 회복을 선택할 때 변화는 시작된다."

Date. / / /

오늘의 건강 선포

오늘의 할 일

오늘의 건강 지표

체중 ______ kg

수면 시간 ______ 시간

수면의 질 좋음 보통 없음

식욕 좋음 보통 없음

수분 섭취 (1컵 250ml)

오늘의 회복 습관

채소 주스 마시기 ☐

30분 이상 걷기 ☐

스트레칭하기 ☐

햇빛 쬐기 ☐

깊은 호흡하기 ☐

많이 웃기 ☐

기타 ______ ☐

운동/활동

종류 ______ 시간 ______ 분 강도 약 중 강

종류 ______ 시간 ______ 분 강도 약 중 강

오늘의 식사

아침 식단 __________

점심 식단 __________

저녁 식단 __________

처방약 & 보충제 복용

처방약 아침 ☐ 점심 ☐ 저녁 ☐

보충제 아침 ☐ 점심 ☐ 저녁 ☐

대변 상태

정상 ☐ 묽음 ☐ 딱딱함 ☐

설사 ☐ 기타 ☐

오늘의 감정

😊 좋음 / 😐 보통 / 😟 우울 / 😦 힘듦

통증 & 불편 증상

통증 정도 0 1 2 3 4 5

통증 위치 __________

증상 발생 시기 __________

불편한 점

메스꺼움 ☐ 구토 ☐ 어지럼 ☐

호흡곤란 ☐ 변비 ☐ 피부 트러블 ☐

손발 저림 ☐ 설사 ☐

기타 __________ ☐

오늘 마음이 가장 편안했던 순간을 써 보세요.

____

오늘의 컨디션을 한 문장으로 표현해 보세요.

____

오늘의 감사한 일 한 가지를 써 보세요.

____

"나를 살리는 루틴은 나만이 만들 수 있다."

Date.　　　/　　　/　　　/

오늘의 건강 선포

___

___

오늘의 할 일

___

___

___

___

오늘의 건강 지표

체중 ________ kg

수면 시간 ________ 시간

수면의 질　좋음　보통　없음

식욕　좋음　보통　없음

수분 섭취 (1컵 250ml)

오늘의 회복 습관

채소 주스 마시기 ☐

30분 이상 걷기 ☐

스트레칭하기 ☐

햇빛 쬐기 ☐

깊은 호흡하기 ☐

많이 웃기 ☐

기타 ________ ☐

운동/활동

종류 ________ 시간 ________ 분 강도 약 중 강

종류 ________ 시간 ________ 분 강도 약 중 강

오늘의 식사

아침 식단 ______________________________

점심 식단 ______________________________

저녁 식단 ______________________________

처방약 & 보충제 복용

처방약 아침 ☐ 점심 ☐ 저녁 ☐

보충제 아침 ☐ 점심 ☐ 저녁 ☐

대변 상태

정상 ☐ 묽음 ☐ 딱딱함 ☐

설사 ☐ 기타 ☐

오늘의 감정

좋음 / 보통 / 우울 / 힘듦

통증 & 불편 증상

통증 정도 0 1 2 3 4 5

통증 위치 ______________________________

증상 발생 시기 ______________________________

불편한 점

메스꺼움 ☐ 구토 ☐ 어지럼 ☐

호흡곤란 ☐ 변비 ☐ 피부 트러블 ☐

손발 저림 ☐ 설사 ☐

기타 ______________________________ ☐

오늘 마음이 가장 편안했던 순간을 써 보세요.

____

오늘의 컨디션을 한 문장으로 표현해 보세요.

____

오늘의 감사한 일 한 가지를 써 보세요.

____

"회복은 기다림이 아니라 선택의 반복이다."

Date.　　　/　　　/　　　/

오늘의 건강 선포

오늘의 할 일

오늘의 건강 지표

체중 ________ kg

수면 시간 ________ 시간

수면의 질 좋음 보통 없음

식욕 좋음 보통 없음

수분 섭취 (1컵 250ml)

오늘의 회복 습관

채소 주스 마시기 ☐

30분 이상 걷기 ☐

스트레칭하기 ☐

햇빛 쬐기 ☐

깊은 호흡하기 ☐

많이 웃기 ☐

기타 ________ ☐

운동/활동

종류 ________ 시간 ________ 분 강도 약 중 강

종류 ________ 시간 ________ 분 강도 약 중 강

오늘의 식사

아침 식단 ______________________

점심 식단 ______________________

저녁 식단 ______________________

처방약 & 보충제 복용

처방약 **아침** ☐ **점심** ☐ **저녁** ☐

보충제 **아침** ☐ **점심** ☐ **저녁** ☐

대변 상태

정상 ☐ 묽음 ☐ 딱딱함 ☐

설사 ☐ 기타 ☐

오늘의 감정

😊 **좋음** / 😐 **보통** / 🙁 **우울** / 😟 **힘듦**

통증 & 불편 증상

통증 정도 0 — 1 — 2 — 3 — 4 — 5

통증 위치 ______________________

증상 발생 시기 ______________________

불편한 점

메스꺼움 ☐ 구토 ☐ 어지럼 ☐

호흡곤란 ☐ 변비 ☐ 피부 트러블 ☐

손발 저림 ☐ 설사 ☐

기타 ______________ ☐

오늘 마음이 가장 편안했던 순간을 써 보세요.

____

오늘의 컨디션을 한 문장으로 표현해 보세요.

____

오늘의 감사한 일 한 가지를 써 보세요.

____

"나는 나의 가장 큰 지지자다."

Date.　　/　　/　　/

오늘의 건강 선포

오늘의 할 일

오늘의 건강 지표

체중 ______ kg

수면 시간 ______ 시간

수면의 질　좋음　보통　없음

식욕　좋음　보통　없음

수분 섭취 (1컵 250ml)

오늘의 회복 습관

채소 주스 마시기 ☐

30분 이상 걷기 ☐

스트레칭하기 ☐

햇빛 쬐기 ☐

깊은 호흡하기 ☐

많이 웃기 ☐

기타 ______ ☐

운동/활동

종류 ______ 시간 ______ 분 강도 약 중 강

종류 ______ 시간 ______ 분 강도 약 중 강

오늘의 식사

아침 식단 ______________________

점심 식단 ______________________

저녁 식단 ______________________

처방약 & 보충제 복용

처방약 **아침** ☐ **점심** ☐ **저녁** ☐

보충제 **아침** ☐ **점심** ☐ **저녁** ☐

대변 상태

정상 ☐ 묽음 ☐ 딱딱함 ☐

설사 ☐ 기타 ☐

오늘의 감정

좋음 / **보통** / **우울** / **힘듦**

통증 & 불편 증상

통증 정도 0 1 2 3 4 5

통증 위치 ______________________

증상 발생 시기 ______________________

불편한 점

메스꺼움 ☐ 구토 ☐ 어지럼 ☐

호흡곤란 ☐ 변비 ☐ 피부 트러블 ☐

손발 저림 ☐ 설사 ☐

기타 ______________________ ☐

오늘 마음이 가장 편안했던 순간을 써 보세요.

____

오늘의 컨디션을 한 문장으로 표현해 보세요.

____

오늘의 감사한 일 한 가지를 써 보세요.

____

"오늘 내리는 결정이 3개월 후의 혈액검사 결과를 바꾼다."

Date. / / /

오늘의 건강 선포

오늘의 할 일

오늘의 건강 지표

체중 ______ kg

수면 시간 ______ 시간

수면의 질 좋음 보통 없음

식욕 좋음 보통 없음

수분 섭취 (1컵 250ml)

오늘의 회복 습관

채소 주스 마시기 ☐

30분 이상 걷기 ☐

스트레칭하기 ☐

햇빛 쬐기 ☐

깊은 호흡하기 ☐

많이 웃기 ☐

기타 ______ ☐

운동/활동

종류 ______ 시간 ______ 분 강도 약 중 강

종류 ______ 시간 ______ 분 강도 약 중 강

오늘의 식사

아침 식단 ______

점심 식단 ______

저녁 식단 ______

처방약 & 보충제 복용

처방약 아침 ☐ 점심 ☐ 저녁 ☐

보충제 아침 ☐ 점심 ☐ 저녁 ☐

대변 상태

정상 ☐ 묽음 ☐ 딱딱함 ☐

설사 ☐ 기타 ☐

오늘의 감정

😊 좋음 / 😐 보통 / 🙁 우울 / ☹ 힘듦

통증 & 불편 증상

통증 정도 0 1 2 3 4 5

통증 위치 ______

증상 발생 시기 ______

불편한 점

메스꺼움 ☐ 구토 ☐ 어지럼 ☐

호흡곤란 ☐ 변비 ☐ 피부 트러블 ☐

손발 저림 ☐ 설사 ☐

기타 ______ ☐

오늘 마음이 가장 편안했던 순간을 써 보세요.

______

오늘의 컨디션을 한 문장으로 표현해 보세요.

______

오늘의 감사한 일 한 가지를 써 보세요.

______

"긍정은 면역을 작동시키는 스위치다."

Date.　　　/　　　/　　　/

오늘의 건강 선포

오늘의 할 일

오늘의 건강 지표

체중 ________ kg

수면 시간 ________ 시간

수면의 질　좋음　보통　없음

식욕　좋음　보통　없음

수분 섭취 (1컵 250ml)

오늘의 회복 습관

채소 주스 마시기 ☐

30분 이상 걷기 ☐

스트레칭하기 ☐

햇빛 쬐기 ☐

깊은 호흡하기 ☐

많이 웃기 ☐

기타 ________ ☐

운동/활동

종류 ________ 시간 ________ 분 강도 약 중 강

종류 ________ 시간 ________ 분 강도 약 중 강

오늘의 식사

아침 식단 ____________________

점심 식단 ____________________

저녁 식단 ____________________

처방약 & 보충제 복용

처방약 아침 ☐ 점심 ☐ 저녁 ☐

보충제 아침 ☐ 점심 ☐ 저녁 ☐

대변 상태

정상 ☐ 묽음 ☐ 딱딱함 ☐

설사 ☐ 기타 ☐

오늘의 감정

좋음 / 보통 / 우울 / 힘듦

통증 & 불편 증상

통증 정도 0 1 2 3 4 5

통증 위치 ____________________

증상 발생 시기 ____________________

불편한 점

메스꺼움 ☐ 구토 ☐ 어지럼 ☐

호흡곤란 ☐ 변비 ☐ 피부 트러블 ☐

손발 저림 ☐ 설사 ☐

기타 ____________________ ☐

오늘 마음이 가장 편안했던 순간을 써 보세요.

____

오늘의 컨디션을 한 문장으로 표현해 보세요.

____

오늘의 감사한 일 한 가지를 써 보세요.

____

"웃음은 암세포가 싫어하는 진동이다."

Date.　　　/　　　/　　　/

오늘의 건강 선포

오늘의 할 일

오늘의 건강 지표

체중 ________ kg

수면 시간 ________ 시간

수면의 질 좋음 보통 없음

식욕 좋음 보통 없음

수분 섭취 (1컵 250ml)

오늘의 회복 습관

채소 주스 마시기 ☐

30분 이상 걷기 ☐

스트레칭하기 ☐

햇빛 쬐기 ☐

깊은 호흡하기 ☐

많이 웃기 ☐

기타 ________ ☐

운동/활동

종류 ________ 시간 ________ 분 강도 약 중 강

종류 ________ 시간 ________ 분 강도 약 중 강

오늘의 식사

아침 식단 ______________________

점심 식단 ______________________

저녁 식단 ______________________

처방약 & 보충제 복용

처방약 아침 ☐ 점심 ☐ 저녁 ☐

보충제 아침 ☐ 점심 ☐ 저녁 ☐

대변 상태

정상 ☐ 묽음 ☐ 딱딱함 ☐

설사 ☐ 기타 ☐

오늘의 감정

좋음 / 보통 / 우울 / 힘듦

통증 & 불편 증상

통증 정도 0 1 2 3 4 5

통증 위치 ______________________

증상 발생 시기 ______________________

불편한 점

메스꺼움 ☐ 구토 ☐ 어지럼 ☐

호흡곤란 ☐ 변비 ☐ 피부 트러블 ☐

손발 저림 ☐ 설사 ☐

기타 ______________________ ☐

오늘 마음이 가장 편안했던 순간을 써 보세요.

____

오늘의 컨디션을 한 문장으로 표현해 보세요.

____

오늘의 감사한 일 한 가지를 써 보세요.

____

"감정이 맑아지면 세포도 맑아진다."

Date.　　　/　　　/　　　/

오늘의 건강 선포

오늘의 할 일

오늘의 건강 지표

체중 ________ kg

수면 시간 ________ 시간

수면의 질　좋음　보통　없음

식욕　좋음　보통　없음

수분 섭취 (1컵 250ml)

오늘의 회복 습관

채소 주스 마시기 ☐

30분 이상 걷기 ☐

스트레칭하기 ☐

햇빛 쬐기 ☐

깊은 호흡하기 ☐

많이 웃기 ☐

기타 ________ ☐

운동/활동

종류 ________ 시간 ________ 분 강도 약 중 강

종류 ________ 시간 ________ 분 강도 약 중 강

오늘의 식사

아침 식단 ____________________

점심 식단 ____________________

저녁 식단 ____________________

처방약 & 보충제 복용

처방약 아침 ☐ 점심 ☐ 저녁 ☐

보충제 아침 ☐ 점심 ☐ 저녁 ☐

대변 상태

정상 ☐ 묽음 ☐ 딱딱함 ☐

설사 ☐ 기타 ☐

오늘의 감정

좋음 / 보통 / 우울 / 힘듦

통증 & 불편 증상

통증 정도 0 1 2 3 4 5

통증 위치 ____________________

증상 발생 시기 ____________________

불편한 점

메스꺼움 ☐ 구토 ☐ 어지럼 ☐

호흡곤란 ☐ 변비 ☐ 피부 트러블 ☐

손발 저림 ☐ 설사 ☐

기타 ____________________ ☐

오늘 마음이 가장 편안했던 순간을 써 보세요.

____

오늘의 컨디션을 한 문장으로 표현해 보세요.

____

오늘의 감사한 일 한 가지를 써 보세요.

____

"희망은 스스로를 치유하는 명약이다."

Date.　　/　　/　　/

오늘의 건강 선포

오늘의 할 일

오늘의 건강 지표

체중 ________ kg

수면 시간 ________ 시간

수면의 질　좋음　보통　없음

식욕　좋음　보통　없음

수분 섭취 (1컵 250ml)

오늘의 회복 습관

채소 주스 마시기 ☐

30분 이상 걷기 ☐

스트레칭하기 ☐

햇빛 쬐기 ☐

깊은 호흡하기 ☐

많이 웃기 ☐

기타 ________ ☐

운동/활동

종류 ________ 시간 ________ 분　강도　약　중　강

종류 ________ 시간 ________ 분　강도　약　중　강

오늘의 식사

아침 식단 ______

점심 식단 ______

저녁 식단 ______

처방약 & 보충제 복용

처방약	아침 ☐	점심 ☐	저녁 ☐
보충제	아침 ☐	점심 ☐	저녁 ☐

대변 상태

정상 ☐ 묽음 ☐ 딱딱함 ☐

설사 ☐ 기타 ☐

오늘의 감정

좋음 / 보통 / 우울 / 힘듦

통증 & 불편 증상

통증 정도 0 1 2 3 4 5

통증 위치 ______

증상 발생 시기 ______

불편한 점

메스꺼움 ☐ 구토 ☐ 어지럼 ☐

호흡곤란 ☐ 변비 ☐ 피부 트러블 ☐

손발 저림 ☐ 설사 ☐

기타 ______ ☐

오늘 마음이 가장 편안했던 순간을 써 보세요.

______

오늘의 컨디션을 한 문장으로 표현해 보세요.

______

오늘의 감사한 일 한 가지를 써 보세요.

______

"마음의 햇살이 몸을 따뜻하게 한다."

Date. / / /

오늘의 건강 선포

오늘의 할 일

오늘의 건강 지표

체중 ______ kg

수면 시간 ______ 시간

수면의 질 좋음 보통 없음

식욕 좋음 보통 없음

수분 섭취
(1컵 250ml)

오늘의 회복 습관

채소 주스 마시기 ☐

30분 이상 걷기 ☐

스트레칭하기 ☐

햇빛 쬐기 ☐

깊은 호흡하기 ☐

많이 웃기 ☐

기타 ______ ☐

운동/활동

종류 ______ 시간 ______ 분 강도 약 중 강

종류 ______ 시간 ______ 분 강도 약 중 강

오늘의 식사

아침 식단 ______________________

점심 식단 ______________________

저녁 식단 ______________________

처방약 & 보충제 복용

처방약 **아침** ☐ **점심** ☐ **저녁** ☐

보충제 **아침** ☐ **점심** ☐ **저녁** ☐

대변 상태

정상 ☐ 묽음 ☐ 딱딱함 ☐

설사 ☐ 기타 ☐

오늘의 감정

😊 **좋음** / 😐 **보통** / 😟 **우울** / ☹ **힘듦**

통증 & 불편 증상

통증 정도 0 1 2 3 4 5

통증 위치 ______________________

증상 발생 시기 ______________________

불편한 점

메스꺼움 ☐ 구토 ☐ 어지럼 ☐

호흡곤란 ☐ 변비 ☐ 피부 트러블 ☐

손발 저림 ☐ 설사 ☐

기타 ______________________ ☐

오늘 마음이 가장 편안했던 순간을 써 보세요.

____

오늘의 컨디션을 한 문장으로 표현해 보세요.

____

오늘의 감사한 일 한 가지를 써 보세요.

____

"매일 감사할 이유를 찾는 사람이 결국 회복한다."

Date. / / /

오늘의 건강 선포

오늘의 할 일

오늘의 건강 지표

체중 ______ kg

수면 시간 ______ 시간

수면의 질 좋음 보통 없음

식욕 좋음 보통 없음

수분 섭취 (1컵 250ml)

오늘의 회복 습관

채소 주스 마시기 ☐

30분 이상 걷기 ☐

스트레칭하기 ☐

햇빛 쬐기 ☐

깊은 호흡하기 ☐

많이 웃기 ☐

기타 ______ ☐

운동/활동

종류 ______ 시간 ______ 분 강도 약 중 강

종류 ______ 시간 ______ 분 강도 약 중 강

오늘의 식사

아침 식단 ____________________

점심 식단 ____________________

저녁 식단 ____________________

처방약 & 보충제 복용

처방약 아침 ☐ 점심 ☐ 저녁 ☐

보충제 아침 ☐ 점심 ☐ 저녁 ☐

대변 상태

정상 ☐ 묽음 ☐ 딱딱함 ☐

설사 ☐ 기타 ☐

오늘의 감정

😊 좋음 / 😐 보통 / 😕 우울 / ☹ 힘듦

통증 & 불편 증상

통증 정도 0 — 1 — 2 — 3 — 4 — 5

통증 위치 ____________________

증상 발생 시기 ____________________

불편한 점

메스꺼움 ☐ 구토 ☐ 어지럼 ☐

호흡곤란 ☐ 변비 ☐ 피부 트러블 ☐

손발 저림 ☐ 설사 ☐

기타 ____________________ ☐

오늘 마음이 가장 편안했던 순간을 써 보세요.

____

오늘의 컨디션을 한 문장으로 표현해 보세요.

____

오늘의 감사한 일 한 가지를 써 보세요.

____

"미소 하나가 하루의 방향을 바꾼다."

Date. / / /

오늘의 건강 선포

오늘의 할 일

오늘의 건강 지표

체중 ______ kg

수면 시간 ______ 시간

수면의 질 좋음 보통 없음

식욕 좋음 보통 없음

수분 섭취 (1컵 250ml)

오늘의 회복 습관

채소 주스 마시기 ☐

30분 이상 걷기 ☐

스트레칭하기 ☐

햇빛 쬐기 ☐

깊은 호흡하기 ☐

많이 웃기 ☐

기타 ______ ☐

운동/활동

종류 ______ 시간 ______ 분 강도 약 중 강

종류 ______ 시간 ______ 분 강도 약 중 강

오늘의 식사

아침 식단 ____________________

점심 식단 ____________________

저녁 식단 ____________________

처방약 & 보충제 복용

처방약 아침 ☐ 점심 ☐ 저녁 ☐

보충제 아침 ☐ 점심 ☐ 저녁 ☐

대변 상태

정상 ☐ 묽음 ☐ 딱딱함 ☐

설사 ☐ 기타 ☐

오늘의 감정

좋음 / 보통 / 우울 / 힘듦

통증 & 불편 증상

통증 정도 0 1 2 3 4 5

통증 위치 ____________________

증상 발생 시기 ____________________

불편한 점

메스꺼움 ☐ 구토 ☐ 어지럼 ☐

호흡곤란 ☐ 변비 ☐ 피부 트러블 ☐

손발 저림 ☐ 설사 ☐

기타 ____________________ ☐

오늘 마음이 가장 편안했던 순간을 써 보세요.

____

오늘의 컨디션을 한 문장으로 표현해 보세요.

____

오늘의 감사한 일 한 가지를 써 보세요.

____

"마음이 가벼우면 몸도 움직이기 시작한다."

Date. / / /

오늘의 건강 선포

오늘의 할 일

오늘의 건강 지표

체중 ______ kg

수면 시간 ______ 시간

수면의 질 좋음 보통 없음

식욕 좋음 보통 없음

수분 섭취 (1컵 250ml)

오늘의 회복 습관

채소 주스 마시기 ☐

30분 이상 걷기 ☐

스트레칭하기 ☐

햇빛 쬐기 ☐

깊은 호흡하기 ☐

많이 웃기 ☐

기타 ______ ☐

운동/활동

종류 ______ 시간 ______ 분 강도 약 중 강

종류 ______ 시간 ______ 분 강도 약 중 강

오늘의 식사

아침 식단 ____________________

점심 식단 ____________________

저녁 식단 ____________________

처방약 & 보충제 복용

처방약 아침 ☐ 점심 ☐ 저녁 ☐

보충제 아침 ☐ 점심 ☐ 저녁 ☐

대변 상태

정상 ☐ 묽음 ☐ 딱딱함 ☐

설사 ☐ 기타 ☐

오늘의 감정

좋음 / 보통 / 우울 / 힘듦

통증 & 불편 증상

통증 정도 0 1 2 3 4 5

통증 위치 ____________________

증상 발생 시기 ____________________

불편한 점

메스꺼움 ☐ 구토 ☐ 어지럼 ☐

호흡곤란 ☐ 변비 ☐ 피부 트러블 ☐

손발 저림 ☐ 설사 ☐

기타 ____________________ ☐

오늘 마음이 가장 편안했던 순간을 써 보세요.

____

오늘의 컨디션을 한 문장으로 표현해 보세요.

____

오늘의 감사한 일 한 가지를 써 보세요.

____

"일관성 있는 루틴이 면역의 기초다."

Date.　　/　　/　　/

오늘의 건강 선포

______

______

오늘의 할 일

______

______

______

______

오늘의 건강 지표

체중 ______ kg

수면 시간 ______ 시간

수면의 질 좋음 보통 없음

식욕 좋음 보통 없음

수분 섭취 (1컵 250ml)

오늘의 회복 습관

채소 주스 마시기 ☐

30분 이상 걷기 ☐

스트레칭하기 ☐

햇빛 쬐기 ☐

깊은 호흡하기 ☐

많이 웃기 ☐

기타 ______ ☐

운동/활동

종류 ______ 시간 ______ 분 강도 약 중 강

종류 ______ 시간 ______ 분 강도 약 중 강

오늘의 식사

아침 식단 ____________________

점심 식단 ____________________

저녁 식단 ____________________

처방약 & 보충제 복용

처방약 아침 ☐ 점심 ☐ 저녁 ☐

보충제 아침 ☐ 점심 ☐ 저녁 ☐

대변 상태

정상 ☐ 묽음 ☐ 딱딱함 ☐

설사 ☐ 기타 ☐

오늘의 감정

😊 좋음 / 😐 보통 / 😟 우울 / ☹ 힘듦

통증 & 불편 증상

통증 정도 0 1 2 3 4 5

통증 위치 ____________________

증상 발생 시기 ____________________

불편한 점

메스꺼움 ☐ 구토 ☐ 어지럼 ☐

호흡곤란 ☐ 변비 ☐ 피부 트러블 ☐

손발 저림 ☐ 설사 ☐

기타 ____________________ ☐

오늘 마음이 가장 편안했던 순간을 써 보세요.

____

오늘의 컨디션을 한 문장으로 표현해 보세요.

____

오늘의 감사한 일 한 가지를 써 보세요.

____

"매일 같은 시간에 자고 먹는 것이 치료의 리듬을 만든다."

Date.　　/　　/　　/

오늘의 건강 선포

오늘의 할 일

오늘의 건강 지표

체중 ______ kg

수면 시간 ______ 시간

수면의 질 좋음 보통 없음

식욕 좋음 보통 없음

수분 섭취 (1컵 250ml)

오늘의 회복 습관

채소 주스 마시기 ☐

30분 이상 걷기 ☐

스트레칭하기 ☐

햇빛 쬐기 ☐

깊은 호흡하기 ☐

많이 웃기 ☐

기타 ______ ☐

운동/활동

종류 ______ 시간 ______ 분 강도 약 중 강

종류 ______ 시간 ______ 분 강도 약 중 강

오늘의 식사

아침 식단 ______________________

점심 식단 ______________________

저녁 식단 ______________________

처방약 & 보충제 복용

처방약 아침 □ 점심 □ 저녁 □

보충제 아침 □ 점심 □ 저녁 □

대변 상태

정상 □ 묽음 □ 딱딱함 □

설사 □ 기타 □

오늘의 감정

😊 좋음 / 😐 보통 / 😟 우울 / ☹ 힘듦

통증 & 불편 증상

통증 정도 0 1 2 3 4 5

통증 위치 ______________________

증상 발생 시기 ______________________

불편한 점

메스꺼움 □ 구토 □ 어지럼 □

호흡곤란 □ 변비 □ 피부 트러블 □

손발 저림 □ 설사 □

기타 ______________________ □

오늘 마음이 가장 편안했던 순간을 써 보세요.

____

오늘의 컨디션을 한 문장으로 표현해 보세요.

____

오늘의 감사한 일 한 가지를 써 보세요.

____

"생활의 리듬이 곧 세포의 언어다."

Date. / / /

오늘의 건강 선포

오늘의 할 일

오늘의 건강 지표

체중 ______ kg

수면 시간 ______ 시간

수면의 질 좋음 보통 없음

식욕 좋음 보통 없음

수분 섭취 (1컵 250ml)

오늘의 회복 습관

채소 주스 마시기 ☐

30분 이상 걷기 ☐

스트레칭하기 ☐

햇빛 쬐기 ☐

깊은 호흡하기 ☐

많이 웃기 ☐

기타 ______ ☐

운동/활동

종류 ______ 시간 ______ 분 강도 약 중 강

종류 ______ 시간 ______ 분 강도 약 중 강

오늘의 식사

아침 식단 ____________________

점심 식단 ____________________

저녁 식단 ____________________

처방약 & 보충제 복용

처방약	아침 □	점심 □	저녁 □
보충제	아침 □	점심 □	저녁 □

대변 상태

정상 □ 묽음 □ 딱딱함 □

설사 □ 기타 □

오늘의 감정

😊 좋음 / 😐 보통 / 😟 우울 / 😢 힘듦

통증 & 불편 증상

통증 정도 0 1 2 3 4 5

통증 위치 ____________________

증상 발생 시기 ____________________

불편한 점

메스꺼움 □ 구토 □ 어지럼 □

호흡곤란 □ 변비 □ 피부 트러블 □

손발 저림 □ 설사 □

기타 ____________________ □

오늘 마음이 가장 편안했던 순간을 써 보세요.

____

오늘의 컨디션을 한 문장으로 표현해 보세요.

____

오늘의 감사한 일 한 가지를 써 보세요.

____

"건강한 환경이 건강한 선택을 유도한다."

Date. / / /

오늘의 건강 선포

오늘의 할 일

오늘의 건강 지표

체중 ____________ kg

수면 시간 ____________ 시간

수면의 질 좋음 보통 없음

식욕 좋음 보통 없음

수분 섭취 (1컵 250ml)

오늘의 회복 습관

채소 주스 마시기 ☐

30분 이상 걷기 ☐

스트레칭하기 ☐

햇빛 쬐기 ☐

깊은 호흡하기 ☐

많이 웃기 ☐

기타 ____________ ☐

운동/활동

종류 ____________ 시간 ____________ 분 강도 약 중 강

종류 ____________ 시간 ____________ 분 강도 약 중 강

오늘의 식사

아침 식단 ______

점심 식단 ______

저녁 식단 ______

처방약 & 보충제 복용

처방약 아침 □ 점심 □ 저녁 □

보충제 아침 □ 점심 □ 저녁 □

대변 상태

정상 □ 묽음 □ 딱딱함 □

설사 □ 기타 □

오늘의 감정

좋음 / 보통 / 우울 / 힘듦

통증 & 불편 증상

통증 정도 0 1 2 3 4 5

통증 위치 ______

증상 발생 시기 ______

불편한 점

메스꺼움 □ 구토 □ 어지럼 □

호흡곤란 □ 변비 □ 피부 트러블 □

손발 저림 □ 설사 □

기타 ______ □

오늘 마음이 가장 편안했던 순간을 써 보세요.

______

오늘의 컨디션을 한 문장으로 표현해 보세요.

______

오늘의 감사한 일 한 가지를 써 보세요.

______

"공간을 정리하면 마음도 정돈된다."

Date.　　　/　　　/　　　/

오늘의 건강 선포

오늘의 할 일

오늘의 건강 지표

체중 ______ kg

수면 시간 ______ 시간

수면의 질 좋음 보통 없음

식욕 좋음 보통 없음

수분 섭취 (1컵 250ml)

오늘의 회복 습관

채소 주스 마시기 ☐

30분 이상 걷기 ☐

스트레칭하기 ☐

햇빛 쬐기 ☐

깊은 호흡하기 ☐

많이 웃기 ☐

기타 ______ ☐

운동/활동

종류 ______ 시간 ______ 분 강도 약 중 강

종류 ______ 시간 ______ 분 강도 약 중 강

오늘의 식사

아침 식단

점심 식단

저녁 식단

처방약 & 보충제 복용

처방약 아침 ☐ 점심 ☐ 저녁 ☐

보충제 아침 ☐ 점심 ☐ 저녁 ☐

대변 상태

정상 ☐ 묽음 ☐ 딱딱함 ☐

설사 ☐ 기타 ☐

오늘의 감정

좋음 / 보통 / 우울 / 힘듦

통증 & 불편 증상

통증 정도 0 1 2 3 4 5

통증 위치

증상 발생 시기

불편한 점

메스꺼움 ☐ 구토 ☐ 어지럼 ☐

호흡곤란 ☐ 변비 ☐ 피부 트러블 ☐

손발 저림 ☐ 설사 ☐

기타 ☐

오늘 마음이 가장 편안했던 순간을 써 보세요.

오늘의 컨디션을 한 문장으로 표현해 보세요.

오늘의 감사한 일 한 가지를 써 보세요.

"시작은 작아도 꾸준함이 결국 이긴다."

Date.　　/　　/　　/

오늘의 건강 선포

오늘의 할 일

오늘의 건강 지표

체중 ______ kg

수면 시간 ______ 시간

수면의 질　좋음　보통　없음

식욕　좋음　보통　없음

수분 섭취 (1컵 250ml)

오늘의 회복 습관

채소 주스 마시기 ☐

30분 이상 걷기 ☐

스트레칭하기 ☐

햇빛 쬐기 ☐

깊은 호흡하기 ☐

많이 웃기 ☐

기타 ______ ☐

운동/활동

종류 ______ 시간 ______ 분 강도 약 중 강

종류 ______ 시간 ______ 분 강도 약 중 강

오늘의 식사

아침 식단 ______

점심 식단 ______

저녁 식단 ______

처방약 & 보충제 복용

처방약 아침 ☐ 점심 ☐ 저녁 ☐

보충제 아침 ☐ 점심 ☐ 저녁 ☐

대변 상태

정상 ☐ 묽음 ☐ 딱딱함 ☐

설사 ☐ 기타 ☐

오늘의 감정

좋음 / 보통 / 우울 / 힘듦

통증 & 불편 증상

통증 정도 0 1 2 3 4 5

통증 위치 ______

증상 발생 시기 ______

불편한 점

메스꺼움 ☐ 구토 ☐ 어지럼 ☐

호흡곤란 ☐ 변비 ☐ 피부 트러블 ☐

손발 저림 ☐ 설사 ☐

기타 ______ ☐

오늘 마음이 가장 편안했던 순간을 써 보세요.

______

오늘의 컨디션을 한 문장으로 표현해 보세요.

______

오늘의 감사한 일 한 가지를 써 보세요.

______

"나의 환경은 내 회복을 도와주는 조력자다."

Date.　　　/　　　/　　　/

오늘의 건강 선포

오늘의 할 일

오늘의 건강 지표

체중 ____________ kg

수면 시간 ____________ 시간

수면의 질　좋음　보통　없음

식욕　좋음　보통　없음

수분 섭취 (1컵 250ml)

오늘의 회복 습관

채소 주스 마시기 ☐

30분 이상 걷기 ☐

스트레칭하기 ☐

햇빛 쬐기 ☐

깊은 호흡하기 ☐

많이 웃기 ☐

기타 ____________ ☐

운동/활동

종류 ____________ 시간 ____________ 분　강도　약　중　강

종류 ____________ 시간 ____________ 분　강도　약　중　강

오늘의 식사

아침 식단 ______________________

점심 식단 ______________________

저녁 식단 ______________________

처방약 & 보충제 복용

처방약	**아침** ☐	**점심** ☐	**저녁** ☐
보충제	**아침** ☐	**점심** ☐	**저녁** ☐

대변 상태

정상 ☐ 묽음 ☐ 딱딱함 ☐
설사 ☐ 기타 ☐

오늘의 감정

좋음 / **보통** / **우울** / **힘듦**

통증 & 불편 증상

통증 정도 0 1 2 3 4 5

통증 위치 ______________________

증상 발생 시기 ______________________

불편한 점

메스꺼움 ☐ 구토 ☐ 어지럼 ☐
호흡곤란 ☐ 변비 ☐ 피부 트러블 ☐
손발 저림 ☐ 설사 ☐
기타 ______________ ☐

오늘 마음이 가장 편안했던 순간을 써 보세요.

____

오늘의 컨디션을 한 문장으로 표현해 보세요.

____

오늘의 감사한 일 한 가지를 써 보세요.

____

"건강은 하루하루의 선택 위에 세워진다."

Date.　　　/　　　/　　　/

오늘의 건강 선포

오늘의 할 일

오늘의 건강 지표

체중 ______________ kg

수면 시간 ______________ 시간

수면의 질　좋음　보통　없음

식욕　좋음　보통　없음

수분 섭취 (1컵 250ml)

오늘의 회복 습관

채소 주스 마시기 ☐

30분 이상 걷기 ☐

스트레칭하기 ☐

햇빛 쬐기 ☐

깊은 호흡하기 ☐

많이 웃기 ☐

기타 ______________________ ☐

운동/활동

종류 ______________ 시간 __________ 분 강도 약 중 강

종류 ______________ 시간 __________ 분 강도 약 중 강

오늘의 식사

아침 식단 ______

점심 식단 ______

저녁 식단 ______

처방약 & 보충제 복용

처방약 **아침** ☐ **점심** ☐ **저녁** ☐

보충제 **아침** ☐ **점심** ☐ **저녁** ☐

대변 상태

정상 ☐ 묽음 ☐ 딱딱함 ☐

설사 ☐ 기타 ☐

오늘의 감정

😊 **좋음** / 😐 **보통** / 🙁 **우울** / 😟 **힘듦**

통증 & 불편 증상

통증 정도 0 1 2 3 4 5

통증 위치 ______

증상 발생 시기 ______

불편한 점

메스꺼움 ☐ 구토 ☐ 어지럼 ☐

호흡곤란 ☐ 변비 ☐ 피부 트러블 ☐

손발 저림 ☐ 설사 ☐

기타 ______ ☐

오늘 마음이 가장 편안했던 순간을 써 보세요.

______

오늘의 컨디션을 한 문장으로 표현해 보세요.

______

오늘의 감사한 일 한 가지를 써 보세요.

______

"생활이 단순해질수록 면역은 강해진다."

Date.　　　/　　　/　　　/

오늘의 건강 선포

____

____

오늘의 할 일

____

____

____

____

오늘의 건강 지표

체중 ____________ kg

수면 시간 ____________ 시간

수면의 질　좋음　보통　없음

식욕　좋음　보통　없음

수분 섭취 (1컵 250ml)

오늘의 회복 습관

채소 주스 마시기 ☐

30분 이상 걷기 ☐

스트레칭하기 ☐

햇빛 쬐기 ☐

깊은 호흡하기 ☐

많이 웃기 ☐

기타 ____________ ☐

운동/활동

종류 ____________ 시간 ____________ 분 강도 약 중 강

종류 ____________ 시간 ____________ 분 강도 약 중 강

오늘의 식사

아침 식단 ____________________

점심 식단 ____________________

저녁 식단 ____________________

처방약 & 보충제 복용

처방약	아침 ☐	점심 ☐	저녁 ☐
보충제	아침 ☐	점심 ☐	저녁 ☐

대변 상태

정상 ☐ 묽음 ☐ 딱딱함 ☐

설사 ☐ 기타 ☐

오늘의 감정

😊 좋음 / 😐 보통 / 😟 우울 / ☹ 힘듦

통증 & 불편 증상

통증 정도 0 1 2 3 4 5

통증 위치 ____________________

증상 발생 시기 ____________________

불편한 점

메스꺼움 ☐ 구토 ☐ 어지럼 ☐

호흡곤란 ☐ 변비 ☐ 피부 트러블 ☐

손발 저림 ☐ 설사 ☐

기타 ____________________ ☐

오늘 마음이 가장 편안했던 순간을 써 보세요.

____

오늘의 컨디션을 한 문장으로 표현해 보세요.

____

오늘의 감사한 일 한 가지를 써 보세요.

____

"작은 일상도 반복되면 치유의 도구가 된다."

Date.　　/　　/　　/

오늘의 건강 선포

오늘의 할 일

오늘의 건강 지표

체중 ______ kg

수면 시간 ______ 시간

수면의 질　좋음　보통　없음

식욕　좋음　보통　없음

수분 섭취 (1컵 250ml)

오늘의 회복 습관

채소 주스 마시기 ☐

30분 이상 걷기 ☐

스트레칭하기 ☐

햇빛 쬐기 ☐

깊은 호흡하기 ☐

많이 웃기 ☐

기타 ______ ☐

운동/활동

종류 ______ 시간 ______ 분 강도 약 중 강

종류 ______ 시간 ______ 분 강도 약 중 강

오늘의 식사

아침 식단 ____________________

점심 식단 ____________________

저녁 식단 ____________________

처방약 & 보충제 복용

처방약 아침 ☐ 점심 ☐ 저녁 ☐

보충제 아침 ☐ 점심 ☐ 저녁 ☐

대변 상태

정상 ☐ 묽음 ☐ 딱딱함 ☐

설사 ☐ 기타 ☐

오늘의 감정

😊 좋음 / 😐 보통 / 😟 우울 / ☹ 힘듦

통증 & 불편 증상

통증 정도 0 1 2 3 4 5

통증 위치 ____________________

증상 발생 시기 ____________________

불편한 점

메스꺼움 ☐ 구토 ☐ 어지럼 ☐

호흡곤란 ☐ 변비 ☐ 피부 트러블 ☐

손발 저림 ☐ 설사 ☐

기타 ____________________ ☐

오늘 마음이 가장 편안했던 순간을 써 보세요.

____

오늘의 컨디션을 한 문장으로 표현해 보세요.

____

오늘의 감사한 일 한 가지를 써 보세요.

____

"움직임은 생명을 깨우는 기도다."

Date.　　　/　　　/　　　/

오늘의 건강 선포

오늘의 할 일

오늘의 건강 지표

체중 ______________ kg

수면 시간 ______________ 시간

수면의 질　좋음　보통　없음

식욕　좋음　보통　없음

수분 섭취 (1컵 250ml)

오늘의 회복 습관

채소 주스 마시기 ☐

30분 이상 걷기 ☐

스트레칭하기 ☐

햇빛 쬐기 ☐

깊은 호흡하기 ☐

많이 웃기 ☐

기타 ______________________ ☐

운동/활동

종류 ______________ 시간 ____________ 분　강도　약　중　강

종류 ______________ 시간 ____________ 분　강도　약　중　강

오늘의 식사

아침 식단 ______________________

점심 식단 ______________________

저녁 식단 ______________________

처방약 & 보충제 복용

처방약 아침 □ 점심 □ 저녁 □

보충제 아침 □ 점심 □ 저녁 □

대변 상태

정상 □ 묽음 □ 딱딱함 □

설사 □ 기타 □

오늘의 감정

좋음 / 보통 / 우울 / 힘듦

통증 & 불편 증상

통증 정도 0 1 2 3 4 5

통증 위치 ______________________

증상 발생 시기 ______________________

불편한 점

메스꺼움 □ 구토 □ 어지럼 □

호흡곤란 □ 변비 □ 피부 트러블 □

손발 저림 □ 설사 □

기타 ______________________ □

오늘 마음이 가장 편안했던 순간을 써 보세요.

____

오늘의 컨디션을 한 문장으로 표현해 보세요.

____

오늘의 감사한 일 한 가지를 써 보세요.

____

"하루 20분 걷기는 최고의 순환요법이다."

Date.　　/　　/　　/

오늘의 건강 선포

오늘의 할 일

오늘의 건강 지표

체중 ________ kg

수면 시간 ________ 시간

수면의 질　좋음　보통　없음

식욕　좋음　보통　없음

수분 섭취 (1컵 250ml)

오늘의 회복 습관

채소 주스 마시기 ☐

30분 이상 걷기 ☐

스트레칭하기 ☐

햇빛 쬐기 ☐

깊은 호흡하기 ☐

많이 웃기 ☐

기타 ________ ☐

운동/활동

종류 ________ 시간 ________ 분　강도　약　중　강

종류 ________ 시간 ________ 분　강도　약　중　강

오늘의 식사

아침 식단 ______

점심 식단 ______

저녁 식단 ______

처방약 & 보충제 복용

처방약 아침 ☐ 점심 ☐ 저녁 ☐

보충제 아침 ☐ 점심 ☐ 저녁 ☐

대변 상태

정상 ☐ 묽음 ☐ 딱딱함 ☐

설사 ☐ 기타 ☐

오늘의 감정

😊 좋음 / 😐 보통 / 😟 우울 / ☹️ 힘듦

통증 & 불편 증상

통증 정도 0 1 2 3 4 5

통증 위치 ______

증상 발생 시기 ______

불편한 점

메스꺼움 ☐ 구토 ☐ 어지럼 ☐

호흡곤란 ☐ 변비 ☐ 피부 트러블 ☐

손발 저림 ☐ 설사 ☐

기타 ______ ☐

오늘 마음이 가장 편안했던 순간을 써 보세요.

______

오늘의 컨디션을 한 문장으로 표현해 보세요.

______

오늘의 감사한 일 한 가지를 써 보세요.

______

"몸이 굳으면 마음도 굳는다. 스트레칭부터 시작하라."

Date.   /   /   /

오늘의 건강 선포

____

____

오늘의 할 일

____

____

____

____

오늘의 건강 지표

체중 ____________ kg

수면 시간 ____________ 시간

수면의 질 좋음 보통 없음

식욕 좋음 보통 없음

수분 섭취 (1컵 250ml)

오늘의 회복 습관

채소 주스 마시기 ☐

30분 이상 걷기 ☐

스트레칭하기 ☐

햇빛 쬐기 ☐

깊은 호흡하기 ☐

많이 웃기 ☐

기타 ____________ ☐

운동/활동

종류 ____________ 시간 ________ 분 강도 약 중 강

종류 ____________ 시간 ________ 분 강도 약 중 강

오늘의 식사

아침 식단 ______

점심 식단 ______

저녁 식단 ______

처방약 & 보충제 복용

처방약 아침 ☐ 점심 ☐ 저녁 ☐

보충제 아침 ☐ 점심 ☐ 저녁 ☐

대변 상태

정상 ☐ 묽음 ☐ 딱딱함 ☐

설사 ☐ 기타 ☐

오늘의 감정

😄 좋음 / 😐 보통 / 😟 우울 / 😢 힘듦

통증 & 불편 증상

통증 정도 0 — 1 — 2 — 3 — 4 — 5

통증 위치 ______

증상 발생 시기 ______

불편한 점

메스꺼움 ☐ 구토 ☐ 어지럼 ☐

호흡곤란 ☐ 변비 ☐ 피부 트러블 ☐

손발 저림 ☐ 설사 ☐

기타 ______ ☐

오늘 마음이 가장 편안했던 순간을 써 보세요.

______

오늘의 컨디션을 한 문장으로 표현해 보세요.

______

오늘의 감사한 일 한 가지를 써 보세요.

______

"규칙적인 활동은 림프의 흐름을 살린다."

Date. / / /

오늘의 건강 선포

오늘의 할 일

오늘의 건강 지표

체중 ______________ kg

수면 시간 ______________ 시간

수면의 질 좋음 보통 없음

식욕 좋음 보통 없음

수분 섭취 (1컵 250ml)

오늘의 회복 습관

채소 주스 마시기 ☐

30분 이상 걷기 ☐

스트레칭하기 ☐

햇빛 쬐기 ☐

깊은 호흡하기 ☐

많이 웃기 ☐

기타 ______________________ ☐

운동/활동

종류 ______________ 시간 ______________ 분 강도 약 중 강

종류 ______________ 시간 ______________ 분 강도 약 중 강

오늘의 식사

아침 식단 ______________________

점심 식단 ______________________

저녁 식단 ______________________

처방약 & 보충제 복용

처방약 아침 ☐ 점심 ☐ 저녁 ☐

보충제 아침 ☐ 점심 ☐ 저녁 ☐

대변 상태

정상 ☐ 묽음 ☐ 딱딱함 ☐

설사 ☐ 기타 ☐

오늘의 감정

😊 좋음 / 😐 보통 / 😟 우울 / ☹ 힘듦

통증 & 불편 증상

통증 정도 0 1 2 3 4 5

통증 위치 ______________________

증상 발생 시기 ______________________

불편한 점

메스꺼움 ☐ 구토 ☐ 어지럼 ☐

호흡곤란 ☐ 변비 ☐ 피부 트러블 ☐

손발 저림 ☐ 설사 ☐

기타 ______________________ ☐

오늘 마음이 가장 편안했던 순간을 써 보세요.

____

오늘의 컨디션을 한 문장으로 표현해 보세요.

____

오늘의 감사한 일 한 가지를 써 보세요.

____

"땀은 회복의 언어다."

Date. / / /

오늘의 건강 선포

오늘의 할 일

오늘의 건강 지표

체중 ______ kg

수면 시간 ______ 시간

수면의 질 좋음 보통 없음

식욕 좋음 보통 없음

수분 섭취 (1컵 250ml)

오늘의 회복 습관

채소 주스 마시기 ☐

30분 이상 걷기 ☐

스트레칭하기 ☐

햇빛 쬐기 ☐

깊은 호흡하기 ☐

많이 웃기 ☐

기타 ______ ☐

운동/활동

종류 ______ 시간 ______ 분 강도 약 중 강

종류 ______ 시간 ______ 분 강도 약 중 강

오늘의 식사

아침 식단 ______

점심 식단 ______

저녁 식단 ______

처방약 & 보충제 복용

처방약 아침 ☐ 점심 ☐ 저녁 ☐

보충제 아침 ☐ 점심 ☐ 저녁 ☐

대변 상태

정상 ☐ 묽음 ☐ 딱딱함 ☐

설사 ☐ 기타 ☐

오늘의 감정

좋음 / 보통 / 우울 / 힘듦

통증 & 불편 증상

통증 정도 0 1 2 3 4 5

통증 위치 ______

증상 발생 시기 ______

불편한 점

메스꺼움 ☐ 구토 ☐ 어지럼 ☐

호흡곤란 ☐ 변비 ☐ 피부 트러블 ☐

손발 저림 ☐ 설사 ☐

기타 ______ ☐

오늘 마음이 가장 편안했던 순간을 써 보세요.

______

오늘의 컨디션을 한 문장으로 표현해 보세요.

______

오늘의 감사한 일 한 가지를 써 보세요.

______

"움직이는 습관이 곧 면역력이다."

Date.　　　/　　　/　　　/

오늘의 건강 선포

오늘의 할 일

오늘의 건강 지표

체중 ________ kg

수면 시간 ________ 시간

수면의 질　좋음　보통　없음

식욕　좋음　보통　없음

수분 섭취 (1컵 250ml)

오늘의 회복 습관

채소 주스 마시기 ☐

30분 이상 걷기 ☐

스트레칭하기 ☐

햇빛 쬐기 ☐

깊은 호흡하기 ☐

많이 웃기 ☐

기타 ____________ ☐

운동/활동

종류 ________ 시간 ________ 분 강도 약 중 강

종류 ________ 시간 ________ 분 강도 약 중 강

오늘의 식사

아침 식단 ______

점심 식단 ______

저녁 식단 ______

처방약 & 보충제 복용

처방약 아침 ☐ 점심 ☐ 저녁 ☐

보충제 아침 ☐ 점심 ☐ 저녁 ☐

대변 상태

정상 ☐ 묽음 ☐ 딱딱함 ☐

설사 ☐ 기타 ☐

오늘의 감정

😊 좋음 / 😐 보통 / 😟 우울 / ☹ 힘듦

통증 & 불편 증상

통증 정도 0 1 2 3 4 5

통증 위치 ______

증상 발생 시기 ______

불편한 점

메스꺼움 ☐ 구토 ☐ 어지럼 ☐

호흡곤란 ☐ 변비 ☐ 피부 트러블 ☐

손발 저림 ☐ 설사 ☐

기타 ______ ☐

오늘 마음이 가장 편안했던 순간을 써 보세요.

______

오늘의 컨디션을 한 문장으로 표현해 보세요.

______

오늘의 감사한 일 한 가지를 써 보세요.

______

"긍정의 언어와 선포는 뇌를 새롭게 한다."

Date.　　　/　　　/　　　/

오늘의 건강 선포

____

____

오늘의 할 일

____

____

____

____

오늘의 건강 지표

체중 ____________ kg

수면 시간 ____________ 시간

수면의 질　좋음　보통　없음

식욕　좋음　보통　없음

수분 섭취 (1컵 250ml)

오늘의 회복 습관

채소 주스 마시기 ☐

30분 이상 걷기 ☐

스트레칭하기 ☐

햇빛 쬐기 ☐

깊은 호흡하기 ☐

많이 웃기 ☐

기타 ____________ ☐

운동/활동

종류 ____________ 시간 ________ 분　강도　약　중　강

종류 ____________ 시간 ________ 분　강도　약　중　강

오늘의 식사

아침 식단 ______________________

점심 식단 ______________________

저녁 식단 ______________________

처방약 & 보충제 복용

처방약 아침 ☐ 점심 ☐ 저녁 ☐

보충제 아침 ☐ 점심 ☐ 저녁 ☐

대변 상태

정상 ☐ 묽음 ☐ 딱딱함 ☐

설사 ☐ 기타 ☐

오늘의 감정

좋음 / 보통 / 우울 / 힘듦

통증 & 불편 증상

통증 정도 0 1 2 3 4 5

통증 위치 ______________________

증상 발생 시기 ______________________

불편한 점

메스꺼움 ☐ 구토 ☐ 어지럼 ☐

호흡곤란 ☐ 변비 ☐ 피부 트러블 ☐

손발 저림 ☐ 설사 ☐

기타 ______________________ ☐

오늘 마음이 가장 편안했던 순간을 써 보세요.

____

오늘의 컨디션을 한 문장으로 표현해 보세요.

____

오늘의 감사한 일 한 가지를 써 보세요.

____

"몸을 쓰면 뇌도 활력을 얻는다."

Date. / / /

오늘의 건강 선포

오늘의 할 일

오늘의 건강 지표

체중 ________ kg

수면 시간 ________ 시간

수면의 질 좋음 보통 없음

식욕 좋음 보통 없음

수분 섭취 (1컵 250ml)

오늘의 회복 습관

채소 주스 마시기 ☐

30분 이상 걷기 ☐

스트레칭하기 ☐

햇빛 쬐기 ☐

깊은 호흡하기 ☐

많이 웃기 ☐

기타 ________ ☐

운동/활동

종류 ________ 시간 ________ 분 강도 약 중 강

종류 ________ 시간 ________ 분 강도 약 중 강

오늘의 식사

아침 식단

점심 식단

저녁 식단

처방약 & 보충제 복용

처방약 아침 ☐ 점심 ☐ 저녁 ☐

보충제 아침 ☐ 점심 ☐ 저녁 ☐

대변 상태

정상 ☐ 묽음 ☐ 딱딱함 ☐

설사 ☐ 기타 ☐

오늘의 감정

😊 좋음 / 😐 보통 / 😟 우울 / ☹ 힘듦

통증 & 불편 증상

통증 정도 0 1 2 3 4 5

통증 위치

증상 발생 시기

불편한 점

메스꺼움 ☐ 구토 ☐ 어지럼 ☐

호흡곤란 ☐ 변비 ☐ 피부 트러블 ☐

손발 저림 ☐ 설사 ☐

기타 ☐

오늘 마음이 가장 편안했던 순간을 써 보세요.

오늘의 컨디션을 한 문장으로 표현해 보세요.

오늘의 감사한 일 한 가지를 써 보세요.

"가벼운 운동이 깊은 잠을 부른다."

Date. / / /

오늘의 건강 선포

오늘의 할 일

오늘의 건강 지표

체중 ____________ kg

수면 시간 ____________ 시간

수면의 질 좋음 보통 없음

식욕 좋음 보통 없음

수분 섭취 (1컵 250ml)

오늘의 회복 습관

채소 주스 마시기 ☐

30분 이상 걷기 ☐

스트레칭하기 ☐

햇빛 쬐기 ☐

깊은 호흡하기 ☐

많이 웃기 ☐

기타 ____________ ☐

운동/활동

종류 ____________ 시간 ____________ 분 강도 약 중 강

종류 ____________ 시간 ____________ 분 강도 약 중 강

오늘의 식사

아침 식단 ______________________

점심 식단 ______________________

저녁 식단 ______________________

처방약 & 보충제 복용

처방약 아침 ☐ 점심 ☐ 저녁 ☐

보충제 아침 ☐ 점심 ☐ 저녁 ☐

대변 상태

정상 ☐ 묽음 ☐ 딱딱함 ☐

설사 ☐ 기타 ☐

오늘의 감정

좋음 / 보통 / 우울 / 힘듦

통증 & 불편 증상

통증 정도 0 1 2 3 4 5

통증 위치 ______________________

증상 발생 시기 ______________________

불편한 점

메스꺼움 ☐ 구토 ☐ 어지럼 ☐

호흡곤란 ☐ 변비 ☐ 피부 트러블 ☐

손발 저림 ☐ 설사 ☐

기타 ______________________ ☐

오늘 마음이 가장 편안했던 순간을 써 보세요.

____

오늘의 컨디션을 한 문장으로 표현해 보세요.

____

오늘의 감사한 일 한 가지를 써 보세요.

____

"몸을 깨우는 시간이 하루의 질을 바꾼다."

Date.   /   /   /

오늘의 건강 선포

오늘의 할 일

오늘의 건강 지표

체중 ________ kg

수면 시간 ________ 시간

수면의 질 좋음 보통 없음

식욕 좋음 보통 없음

수분 섭취 (1컵 250ml)

오늘의 회복 습관

채소 주스 마시기 ☐

30분 이상 걷기 ☐

스트레칭하기 ☐

햇빛 쬐기 ☐

깊은 호흡하기 ☐

많이 웃기 ☐

기타 ________ ☐

운동/활동

종류 ________	시간 ________ 분	강도	약	중	강
종류 ________	시간 ________ 분	강도	약	중	강

오늘의 식사

아침 식단 ______________________

점심 식단 ______________________

저녁 식단 ______________________

처방약 & 보충제 복용

처방약 아침 ☐ 점심 ☐ 저녁 ☐

보충제 아침 ☐ 점심 ☐ 저녁 ☐

대변 상태

정상 ☐ 묽음 ☐ 딱딱함 ☐

설사 ☐ 기타 ☐

오늘의 감정

😊 좋음 / 😐 보통 / 😟 우울 / ☹ 힘듦

통증 & 불편 증상

통증 정도 0 1 2 3 4 5

통증 위치 ______________________

증상 발생 시기 ______________________

불편한 점

메스꺼움 ☐ 구토 ☐ 어지럼 ☐

호흡곤란 ☐ 변비 ☐ 피부 트러블 ☐

손발 저림 ☐ 설사 ☐

기타 ______________________ ☐

오늘 마음이 가장 편안했던 순간을 써 보세요.

____

오늘의 컨디션을 한 문장으로 표현해 보세요.

____

오늘의 감사한 일 한 가지를 써 보세요.

____

"내면이 안정되면 회복은 자연스럽게 따라온다."

Date.　　/　　/　　/

오늘의 건강 선포

____

____

오늘의 할 일

____

____

____

____

오늘의 건강 지표

체중 ____________ kg

수면 시간 ____________ 시간

수면의 질　좋음　보통　없음

식욕　좋음　보통　없음

수분 섭취 (1컵 250ml)

오늘의 회복 습관

채소 주스 마시기 ☐

30분 이상 걷기 ☐

스트레칭하기 ☐

햇빛 쬐기 ☐

깊은 호흡하기 ☐

많이 웃기 ☐

기타 ____________ ☐

운동/활동

종류 ____________ 시간 ____________ 분　강도　약　중　강

종류 ____________ 시간 ____________ 분　강도　약　중　강

오늘의 식사

아침 식단 ______________________

점심 식단 ______________________

저녁 식단 ______________________

처방약 & 보충제 복용

처방약 **아침** ☐ **점심** ☐ **저녁** ☐

보충제 **아침** ☐ **점심** ☐ **저녁** ☐

대변 상태

정상 ☐ 묽음 ☐ 딱딱함 ☐

설사 ☐ 기타 ☐

오늘의 감정

좋음 / **보통** / **우울** / **힘듦**

통증 & 불편 증상

통증 정도 0 1 2 3 4 5

통증 위치 ______________________

증상 발생 시기 ______________________

불편한 점

메스꺼움 ☐ 구토 ☐ 어지럼 ☐

호흡곤란 ☐ 변비 ☐ 피부 트러블 ☐

손발 저림 ☐ 설사 ☐

기타 ______________________ ☐

오늘 마음이 가장 편안했던 순간을 써 보세요.

____

오늘의 컨디션을 한 문장으로 표현해 보세요.

____

오늘의 감사한 일 한 가지를 써 보세요.

____

"불안을 조절하는 사람은 병도 조절할 수 있다."

Date.　　　/　　　/　　　/

오늘의 건강 선포

오늘의 할 일

오늘의 건강 지표

체중 ________ kg

수면 시간 ________ 시간

수면의 질　좋음　보통　없음

식욕　좋음　보통　없음

수분 섭취 (1컵 250ml)

오늘의 회복 습관

채소 주스 마시기 ☐

30분 이상 걷기 ☐

스트레칭하기 ☐

햇빛 쬐기 ☐

깊은 호흡하기 ☐

많이 웃기 ☐

기타 ________ ☐

운동/활동

종류 ________ 시간 ________ 분 강도 약 중 강

종류 ________ 시간 ________ 분 강도 약 중 강

오늘의 식사

아침 식단 ______

점심 식단 ______

저녁 식단 ______

처방약 & 보충제 복용

처방약 **아침** ☐ **점심** ☐ **저녁** ☐

보충제 **아침** ☐ **점심** ☐ **저녁** ☐

대변 상태

정상 ☐ 묽음 ☐ 딱딱함 ☐

설사 ☐ 기타 ☐

오늘의 감정

😊 **좋음** / 😐 **보통** / 🙁 **우울** / ☹ **힘듦**

통증 & 불편 증상

통증 정도 0 1 2 3 4 5

통증 위치 ______

증상 발생 시기 ______

불편한 점

메스꺼움 ☐ 구토 ☐ 어지럼 ☐

호흡곤란 ☐ 변비 ☐ 피부 트러블 ☐

손발 저림 ☐ 설사 ☐

기타 ______ ☐

오늘 마음이 가장 편안했던 순간을 써 보세요.

______

오늘의 컨디션을 한 문장으로 표현해 보세요.

______

오늘의 감사한 일 한 가지를 써 보세요.

______

"마음을 쉬게 하면 몸도 쉴 준비를 한다."

Date. / / /

오늘의 건강 선포

오늘의 할 일

오늘의 건강 지표

체중 ________ kg

수면 시간 ________ 시간

수면의 질 좋음 보통 없음

식욕 좋음 보통 없음

수분 섭취 (1컵 250ml)

오늘의 회복 습관

채소 주스 마시기 ☐

30분 이상 걷기 ☐

스트레칭하기 ☐

햇빛 쬐기 ☐

깊은 호흡하기 ☐

많이 웃기 ☐

기타 ________ ☐

운동/활동

종류 ________ 시간 ________ 분 강도 약 중 강

종류 ________ 시간 ________ 분 강도 약 중 강

오늘의 식사

아침 식단 ______

점심 식단 ______

저녁 식단 ______

처방약 & 보충제 복용

처방약 **아침** ☐ **점심** ☐ **저녁** ☐

보충제 **아침** ☐ **점심** ☐ **저녁** ☐

대변 상태

정상 ☐ 묽음 ☐ 딱딱함 ☐

설사 ☐ 기타 ☐

오늘의 감정

😊 **좋음** / 😐 **보통** / 😟 **우울** / ☹ **힘듦**

통증 & 불편 증상

통증 정도 0 1 2 3 4 5

통증 위치 ______

증상 발생 시기 ______

불편한 점

메스꺼움 ☐ 구토 ☐ 어지럼 ☐

호흡곤란 ☐ 변비 ☐ 피부 트러블 ☐

손발 저림 ☐ 설사 ☐

기타 ______ ☐

오늘 마음이 가장 편안했던 순간을 써 보세요.

______

오늘의 컨디션을 한 문장으로 표현해 보세요.

______

오늘의 감사한 일 한 가지를 써 보세요.

______

"회복은 바쁜 마음이 아닌 고요한 마음에서 시작된다."

Date. / / /

오늘의 건강 선포

오늘의 할 일

오늘의 건강 지표

체중 ________ kg

수면 시간 ________ 시간

수면의 질 좋음 보통 없음

식욕 좋음 보통 없음

수분 섭취 (1컵 250ml)

오늘의 회복 습관

채소 주스 마시기 ☐

30분 이상 걷기 ☐

스트레칭하기 ☐

햇빛 쬐기 ☐

깊은 호흡하기 ☐

많이 웃기 ☐

기타 ________ ☐

운동/활동

종류 ________ 시간 ________ 분 강도 약 중 강

종류 ________ 시간 ________ 분 강도 약 중 강

오늘의 식사

아침 식단 ______________________

점심 식단 ______________________

저녁 식단 ______________________

처방약 & 보충제 복용

처방약 아침 ☐ 점심 ☐ 저녁 ☐

보충제 아침 ☐ 점심 ☐ 저녁 ☐

대변 상태

정상 ☐ 묽음 ☐ 딱딱함 ☐

설사 ☐ 기타 ☐

오늘의 감정

😊 좋음 / 😐 보통 / 🙁 우울 / ☹ 힘듦

통증 & 불편 증상

통증 정도 0 1 2 3 4 5

통증 위치 ______________________

증상 발생 시기 ______________________

불편한 점

메스꺼움 ☐ 구토 ☐ 어지럼 ☐

호흡곤란 ☐ 변비 ☐ 피부 트러블 ☐

손발 저림 ☐ 설사 ☐

기타 ______________________ ☐

오늘 마음이 가장 편안했던 순간을 써 보세요.

____

오늘의 컨디션을 한 문장으로 표현해 보세요.

____

오늘의 감사한 일 한 가지를 써 보세요.

____

"분노는 면역을 해치고, 용서는 세포를 살린다."

Date.　　　/　　　/　　　/

오늘의 건강 선포

____

____

오늘의 할 일

____

____

____

____

오늘의 건강 지표

체중 ____________ kg

수면 시간 ____________ 시간

수면의 질　좋음　보통　없음

식욕　좋음　보통　없음

수분 섭취 (1컵 250ml)

오늘의 회복 습관

채소 주스 마시기 ☐

30분 이상 걷기 ☐

스트레칭하기 ☐

햇빛 쬐기 ☐

깊은 호흡하기 ☐

많이 웃기 ☐

기타 ____________ ☐

운동/활동

종류 ____________ 시간 ________ 분 강도 약 중 강

종류 ____________ 시간 ________ 분 강도 약 중 강

오늘의 식사

아침 식단 ______________________

점심 식단 ______________________

저녁 식단 ______________________

처방약 & 보충제 복용

처방약 아침 ☐ 점심 ☐ 저녁 ☐

보충제 아침 ☐ 점심 ☐ 저녁 ☐

대변 상태

정상 ☐ 묽음 ☐ 딱딱함 ☐

설사 ☐ 기타 ☐

오늘의 감정

좋음 / 보통 / 우울 / 힘듦

통증 & 불편 증상

통증 정도 0 1 2 3 4 5

통증 위치 ______________________

증상 발생 시기 ______________________

불편한 점

메스꺼움 ☐ 구토 ☐ 어지럼 ☐

호흡곤란 ☐ 변비 ☐ 피부 트러블 ☐

손발 저림 ☐ 설사 ☐

기타 ______________________ ☐

오늘 마음이 가장 편안했던 순간을 써 보세요.

____

오늘의 컨디션을 한 문장으로 표현해 보세요.

____

오늘의 감사한 일 한 가지를 써 보세요.

____

"감정일기를 쓰는 것도 회복 행동이다."

Date.　　　/　　　/　　　/

오늘의 건강 선포

오늘의 할 일

오늘의 건강 지표

체중 ________ kg

수면 시간 ________ 시간

수면의 질　좋음　보통　없음

식욕　좋음　보통　없음

수분 섭취 (1컵 250ml)

오늘의 회복 습관

채소 주스 마시기 ☐

30분 이상 걷기 ☐

스트레칭하기 ☐

햇빛 쬐기 ☐

깊은 호흡하기 ☐

많이 웃기 ☐

기타 ________ ☐

운동/활동

종류 ________ 시간 ________ 분　강도　약　중　강

종류 ________ 시간 ________ 분　강도　약　중　강

오늘의 식사

아침 식단 ______

점심 식단 ______

저녁 식단 ______

처방약 & 보충제 복용

처방약 아침 ☐ 점심 ☐ 저녁 ☐

보충제 아침 ☐ 점심 ☐ 저녁 ☐

대변 상태

정상 ☐ 묽음 ☐ 딱딱함 ☐

설사 ☐ 기타 ☐

오늘의 감정

좋음 / 보통 / 우울 / 힘듦

통증 & 불편 증상

통증 정도 0 1 2 3 4 5

통증 위치 ______

증상 발생 시기 ______

불편한 점

메스꺼움 ☐ 구토 ☐ 어지럼 ☐

호흡곤란 ☐ 변비 ☐ 피부 트러블 ☐

손발 저림 ☐ 설사 ☐

기타 ______ ☐

오늘 마음이 가장 편안했던 순간을 써 보세요.

______

오늘의 컨디션을 한 문장으로 표현해 보세요.

______

오늘의 감사한 일 한 가지를 써 보세요.

______

"내면을 돌보는 습관이 가장 오래 가는 면역이다."

Date.　　　/　　　/　　　/

오늘의 건강 선포

오늘의 할 일

오늘의 건강 지표

체중 ________ kg

수면 시간 ________ 시간

수면의 질　좋음　보통　없음

식욕　좋음　보통　없음

수분 섭취 (1컵 250ml)

오늘의 회복 습관

채소 주스 마시기 ☐

30분 이상 걷기 ☐

스트레칭하기 ☐

햇빛 쬐기 ☐

깊은 호흡하기 ☐

많이 웃기 ☐

기타 ________ ☐

운동/활동

종류 ________ 시간 ________ 분 강도 약 중 강

종류 ________ 시간 ________ 분 강도 약 중 강

오늘의 식사

아침 식단 ______

점심 식단 ______

저녁 식단 ______

처방약 & 보충제 복용

처방약 아침 ☐ 점심 ☐ 저녁 ☐

보충제 아침 ☐ 점심 ☐ 저녁 ☐

대변 상태

정상 ☐ 묽음 ☐ 딱딱함 ☐

설사 ☐ 기타 ☐

오늘의 감정

좋음 / 보통 / 우울 / 힘듦

통증 & 불편 증상

통증 정도 0 1 2 3 4 5

통증 위치 ______

증상 발생 시기 ______

불편한 점

메스꺼움 ☐ 구토 ☐ 어지럼 ☐

호흡곤란 ☐ 변비 ☐ 피부 트러블 ☐

손발 저림 ☐ 설사 ☐

기타 ______ ☐

오늘 마음이 가장 편안했던 순간을 써 보세요.

______

오늘의 컨디션을 한 문장으로 표현해 보세요.

______

오늘의 감사한 일 한 가지를 써 보세요.

______

"긴장된 마음은 몸을 긴장시킨다."

Date.　　　/　　　/　　　/

오늘의 건강 선포

오늘의 할 일

오늘의 건강 지표

체중 ______ kg

수면 시간 ______ 시간

수면의 질 좋음 보통 없음

식욕 좋음 보통 없음

수분 섭취 (1컵 250ml)

오늘의 회복 습관

채소 주스 마시기 ☐

30분 이상 걷기 ☐

스트레칭하기 ☐

햇빛 쬐기 ☐

깊은 호흡하기 ☐

많이 웃기 ☐

기타 ______ ☐

운동/활동

종류 ______ 시간 ______ 분 강도 약 중 강

종류 ______ 시간 ______ 분 강도 약 중 강

오늘의 식사

아침 식단 ______

점심 식단 ______

저녁 식단 ______

처방약 & 보충제 복용

처방약 아침 ☐ 점심 ☐ 저녁 ☐

보충제 아침 ☐ 점심 ☐ 저녁 ☐

대변 상태

정상 ☐ 묽음 ☐ 딱딱함 ☐

설사 ☐ 기타 ☐

오늘의 감정

😊 좋음 / 😐 보통 / 😟 우울 / 😣 힘듦

통증 & 불편 증상

통증 정도 0 1 2 3 4 5

통증 위치 ______

증상 발생 시기 ______

불편한 점

메스꺼움 ☐ 구토 ☐ 어지럼 ☐

호흡곤란 ☐ 변비 ☐ 피부 트러블 ☐

손발 저림 ☐ 설사 ☐

기타 ______ ☐

오늘 마음이 가장 편안했던 순간을 써 보세요.

______

오늘의 컨디션을 한 문장으로 표현해 보세요.

______

오늘의 감사한 일 한 가지를 써 보세요.

______

"치유는 안정된 감정 속에서 자란다."

Date. / / /

오늘의 건강 선포

오늘의 할 일

오늘의 건강 지표

체중 ______ kg

수면 시간 ______ 시간

수면의 질 좋음 보통 없음

식욕 좋음 보통 없음

수분 섭취 (1컵 250ml)

오늘의 회복 습관

채소 주스 마시기 ☐

30분 이상 걷기 ☐

스트레칭하기 ☐

햇빛 쬐기 ☐

깊은 호흡하기 ☐

많이 웃기 ☐

기타 ______ ☐

운동/활동

종류 ______ 시간 ______ 분 강도 약 중 강

종류 ______ 시간 ______ 분 강도 약 중 강

오늘의 식사

아침 식단 ________________

점심 식단 ________________

저녁 식단 ________________

처방약 & 보충제 복용

처방약 **아침** ☐ **점심** ☐ **저녁** ☐

보충제 **아침** ☐ **점심** ☐ **저녁** ☐

대변 상태

정상 ☐ 묽음 ☐ 딱딱함 ☐

설사 ☐ 기타 ☐

오늘의 감정

좋음 / **보통** / **우울** / **힘듦**

통증 & 불편 증상

통증 정도 0 1 2 3 4 5

통증 위치 ________________

증상 발생 시기 ________________

불편한 점

메스꺼움 ☐ 구토 ☐ 어지럼 ☐

호흡곤란 ☐ 변비 ☐ 피부 트러블 ☐

손발 저림 ☐ 설사 ☐

기타 ________________ ☐

오늘 마음이 가장 편안했던 순간을 써 보세요.

____

오늘의 컨디션을 한 문장으로 표현해 보세요.

____

오늘의 감사한 일 한 가지를 써 보세요.

____

"희망은 세포에게 보내는 긍정의 신호다."

Date. / / /

오늘의 건강 선포

오늘의 할 일

오늘의 건강 지표

체중 ______ kg

수면 시간 ______ 시간

수면의 질 좋음 보통 없음

식욕 좋음 보통 없음

수분 섭취 (1컵 250ml)

오늘의 회복 습관

채소 주스 마시기 ☐

30분 이상 걷기 ☐

스트레칭하기 ☐

햇빛 쬐기 ☐

깊은 호흡하기 ☐

많이 웃기 ☐

기타 ______ ☐

운동/활동

종류 ______ 시간 ______ 분 강도 약 중 강

종류 ______ 시간 ______ 분 강도 약 중 강

오늘의 식사

아침 식단 ______________________

점심 식단 ______________________

저녁 식단 ______________________

처방약 & 보충제 복용

처방약 **아침** ☐ **점심** ☐ **저녁** ☐

보충제 **아침** ☐ **점심** ☐ **저녁** ☐

대변 상태

정상 ☐ 묽음 ☐ 딱딱함 ☐

설사 ☐ 기타 ☐

오늘의 감정

좋음 / **보통** / **우울** / **힘듦**

통증 & 불편 증상

통증 정도 0 1 2 3 4 5

통증 위치 ______________________

증상 발생 시기 ______________________

불편한 점

메스꺼움 ☐ 구토 ☐ 어지럼 ☐

호흡곤란 ☐ 변비 ☐ 피부 트러블 ☐

손발 저림 ☐ 설사 ☐

기타 ______________________ ☐

오늘 마음이 가장 편안했던 순간을 써 보세요.

____

오늘의 컨디션을 한 문장으로 표현해 보세요.

____

오늘의 감사한 일 한 가지를 써 보세요.

____

"내일을 기대하는 마음이 면역을 일으킨다."

Date.　　　/　　　/　　　/

오늘의 건강 선포

오늘의 할 일

오늘의 건강 지표

체중 ______ kg

수면 시간 ______ 시간

수면의 질　좋음　보통　없음

식욕　좋음　보통　없음

수분 섭취 (1컵 250ml)

오늘의 회복 습관

채소 주스 마시기 ☐

30분 이상 걷기 ☐

스트레칭하기 ☐

햇빛 쬐기 ☐

깊은 호흡하기 ☐

많이 웃기 ☐

기타 ______ ☐

운동/활동

종류 ______ 시간 ______ 분 강도 약 중 강

종류 ______ 시간 ______ 분 강도 약 중 강

오늘의 식사

아침 식단 ______________________

점심 식단 ______________________

저녁 식단 ______________________

처방약 & 보충제 복용

처방약 아침 ☐ 점심 ☐ 저녁 ☐

보충제 아침 ☐ 점심 ☐ 저녁 ☐

대변 상태

정상 ☐ 묽음 ☐ 딱딱함 ☐

설사 ☐ 기타 ☐

오늘의 감정

좋음 / 보통 / 우울 / 힘듦

통증 & 불편 증상

통증 정도 0 1 2 3 4 5

통증 위치 ______________________

증상 발생 시기 ______________________

불편한 점

메스꺼움 ☐ 구토 ☐ 어지럼 ☐

호흡곤란 ☐ 변비 ☐ 피부 트러블 ☐

손발 저림 ☐ 설사 ☐

기타 ______________________ ☐

오늘 마음이 가장 편안했던 순간을 써 보세요.

____

오늘의 컨디션을 한 문장으로 표현해 보세요.

____

오늘의 감사한 일 한 가지를 써 보세요.

____

"포기하지 않는 한 회복은 반드시 온다."

Date.　　　/　　　/　　　/

오늘의 건강 선포

오늘의 할 일

오늘의 건강 지표

체중 ________ kg

수면 시간 ________ 시간

수면의 질　좋음　보통　없음

식욕　좋음　보통　없음

수분 섭취 (1컵 250ml)

오늘의 회복 습관

채소 주스 마시기 ☐

30분 이상 걷기 ☐

스트레칭하기 ☐

햇빛 쬐기 ☐

깊은 호흡하기 ☐

많이 웃기 ☐

기타 ________ ☐

운동/활동

종류 ________ 시간 ________ 분　강도　약　중　강

종류 ________ 시간 ________ 분　강도　약　중　강

오늘의 식사

아침 식단 ______________________

점심 식단 ______________________

저녁 식단 ______________________

처방약 & 보충제 복용

처방약 아침 ☐ 점심 ☐ 저녁 ☐

보충제 아침 ☐ 점심 ☐ 저녁 ☐

대변 상태

정상 ☐ 묽음 ☐ 딱딱함 ☐

설사 ☐ 기타 ☐

오늘의 감정

좋음 / 보통 / 우울 / 힘듦

통증 & 불편 증상

통증 정도 0 1 2 3 4 5

통증 위치 ______________________

증상 발생 시기 ______________________

불편한 점

메스꺼움 ☐ 구토 ☐ 어지럼 ☐

호흡곤란 ☐ 변비 ☐ 피부 트러블 ☐

손발 저림 ☐ 설사 ☐

기타 ______________________ ☐

오늘 마음이 가장 편안했던 순간을 써 보세요.

____

오늘의 컨디션을 한 문장으로 표현해 보세요.

____

오늘의 감사한 일 한 가지를 써 보세요.

____

"희망을 반복하면 몸도 응답한다."

Date.　　　/　　　/　　　/

오늘의 건강 선포

오늘의 할 일

오늘의 건강 지표

체중 ________ kg

수면 시간 ________ 시간

수면의 질 좋음 보통 없음

식욕 좋음 보통 없음

수분 섭취 (1컵 250ml)

오늘의 회복 습관

채소 주스 마시기 ☐

30분 이상 걷기 ☐

스트레칭하기 ☐

햇빛 쬐기 ☐

깊은 호흡하기 ☐

많이 웃기 ☐

기타 ________ ☐

운동/활동

종류 ________ 시간 ________ 분 강도 약 중 강

종류 ________ 시간 ________ 분 강도 약 중 강

오늘의 식사

아침 식단 ______________________

점심 식단 ______________________

저녁 식단 ______________________

처방약 & 보충제 복용

처방약	아침 ☐	점심 ☐	저녁 ☐
보충제	아침 ☐	점심 ☐	저녁 ☐

대변 상태

정상 ☐ 묽음 ☐ 딱딱함 ☐

설사 ☐ 기타 ☐

오늘의 감정

😊 좋음 / 😐 보통 / 😟 우울 / ☹ 힘듦

통증 & 불편 증상

통증 정도 0 1 2 3 4 5

통증 위치 ______________________

증상 발생 시기 ______________________

불편한 점

메스꺼움 ☐ 구토 ☐ 어지럼 ☐

호흡곤란 ☐ 변비 ☐ 피부 트러블 ☐

손발 저림 ☐ 설사 ☐

기타 ______________________ ☐

오늘 마음이 가장 편안했던 순간을 써 보세요.

____

오늘의 컨디션을 한 문장으로 표현해 보세요.

____

오늘의 감사한 일 한 가지를 써 보세요.

____

"작은 호전에도 감사하면 큰 치유가 시작된다."

Date. / / /

오늘의 건강 선포

오늘의 할 일

오늘의 건강 지표

체중 ______ kg

수면 시간 ______ 시간

수면의 질 좋음 보통 없음

식욕 좋음 보통 없음

수분 섭취 (1컵 250ml)

오늘의 회복 습관

채소 주스 마시기 ☐

30분 이상 걷기 ☐

스트레칭하기 ☐

햇빛 쬐기 ☐

깊은 호흡하기 ☐

많이 웃기 ☐

기타 ______ ☐

운동/활동

종류 ______ 시간 ______ 분 강도 약 중 강

종류 ______ 시간 ______ 분 강도 약 중 강

오늘의 식사

아침 식단 ____________________

점심 식단 ____________________

저녁 식단 ____________________

처방약 & 보충제 복용

처방약 아침 ☐ 점심 ☐ 저녁 ☐

보충제 아침 ☐ 점심 ☐ 저녁 ☐

대변 상태

정상 ☐ 묽음 ☐ 딱딱함 ☐

설사 ☐ 기타 ☐

오늘의 감정

😊 좋음 / 😐 보통 / 😟 우울 / ☹ 힘듦

통증 & 불편 증상

통증 정도 0 1 2 3 4 5

통증 위치 ____________________

증상 발생 시기 ____________________

불편한 점

메스꺼움 ☐ 구토 ☐ 어지럼 ☐

호흡곤란 ☐ 변비 ☐ 피부 트러블 ☐

손발 저림 ☐ 설사 ☐

기타 ____________________ ☐

오늘 마음이 가장 편안했던 순간을 써 보세요.

____

오늘의 컨디션을 한 문장으로 표현해 보세요.

____

오늘의 감사한 일 한 가지를 써 보세요.

____

"기적은 준비된 몸과 믿음 위에 온다."

Date.　　　/　　　/　　　/

오늘의 건강 선포

오늘의 할 일

오늘의 건강 지표

체중 ________ kg

수면 시간 ________ 시간

수면의 질　좋음　보통　없음

식욕　좋음　보통　없음

수분 섭취 (1컵 250ml)

오늘의 회복 습관

채소 주스 마시기 ☐

30분 이상 걷기 ☐

스트레칭하기 ☐

햇빛 쬐기 ☐

깊은 호흡하기 ☐

많이 웃기 ☐

기타 ________ ☐

운동/활동

종류 ________ 시간 ________ 분 강도 약 중 강

종류 ________ 시간 ________ 분 강도 약 중 강

오늘의 식사

아침 식단 ______________________

점심 식단 ______________________

저녁 식단 ______________________

처방약 & 보충제 복용

처방약 아침 ☐ 점심 ☐ 저녁 ☐

보충제 아침 ☐ 점심 ☐ 저녁 ☐

대변 상태

정상 ☐ 묽음 ☐ 딱딱함 ☐

설사 ☐ 기타 ☐

오늘의 감정

좋음 / 보통 / 우울 / 힘듦

통증 & 불편 증상

통증 정도 0 1 2 3 4 5

통증 위치 ______________________

증상 발생 시기 ______________________

불편한 점

메스꺼움 ☐ 구토 ☐ 어지럼 ☐

호흡곤란 ☐ 변비 ☐ 피부 트러블 ☐

손발 저림 ☐ 설사 ☐

기타 ______________________ ☐

오늘 마음이 가장 편안했던 순간을 써 보세요.

____

오늘의 컨디션을 한 문장으로 표현해 보세요.

____

오늘의 감사한 일 한 가지를 써 보세요.

____

"오늘 견디는 내가 내일의 기적을 만든다."

Date.　　　/　　　/　　　/

오늘의 건강 선포

오늘의 할 일

오늘의 건강 지표

체중 ________ kg

수면 시간 ________ 시간

수면의 질	좋음	보통	없음
식욕	좋음	보통	없음

수분 섭취
(1컵 250ml)

오늘의 회복 습관

채소 주스 마시기 ☐

30분 이상 걷기 ☐

스트레칭하기 ☐

햇빛 쬐기 ☐

깊은 호흡하기 ☐

많이 웃기 ☐

기타 ________ ☐

운동/활동

종류 ________	시간 ________ 분	강도	약	중	강
종류 ________	시간 ________ 분	강도	약	중	강

오늘의 식사

아침 식단 ______

점심 식단 ______

저녁 식단 ______

처방약 & 보충제 복용

처방약 아침 ☐ 점심 ☐ 저녁 ☐

보충제 아침 ☐ 점심 ☐ 저녁 ☐

대변 상태

정상 ☐ 묽음 ☐ 딱딱함 ☐

설사 ☐ 기타 ☐

오늘의 감정

좋음 / 보통 / 우울 / 힘듦

통증 & 불편 증상

통증 정도 0 1 2 3 4 5

통증 위치 ______

증상 발생 시기 ______

불편한 점

메스꺼움 ☐ 구토 ☐ 어지럼 ☐

호흡곤란 ☐ 변비 ☐ 피부 트러블 ☐

손발 저림 ☐ 설사 ☐

기타 ______ ☐

오늘 마음이 가장 편안했던 순간을 써 보세요.

______

오늘의 컨디션을 한 문장으로 표현해 보세요.

______

오늘의 감사한 일 한 가지를 써 보세요.

______

"치료보다 먼저 희망을 심어야 한다."

Date. / / /

오늘의 건강 선포

오늘의 할 일

오늘의 건강 지표

체중 ____________ kg

수면 시간 ____________ 시간

수면의 질 좋음 보통 없음

식욕 좋음 보통 없음

수분 섭취 (1컵 250ml)

오늘의 회복 습관

채소 주스 마시기 ☐

30분 이상 걷기 ☐

스트레칭하기 ☐

햇빛 쬐기 ☐

깊은 호흡하기 ☐

많이 웃기 ☐

기타 ____________ ☐

운동/활동

종류 ____________ 시간 ____________ 분 강도 약 중 강

종류 ____________ 시간 ____________ 분 강도 약 중 강

오늘의 식사

아침 식단 ____________________

점심 식단 ____________________

저녁 식단 ____________________

처방약 & 보충제 복용

처방약 아침 ☐ 점심 ☐ 저녁 ☐

보충제 아침 ☐ 점심 ☐ 저녁 ☐

대변 상태

정상 ☐ 묽음 ☐ 딱딱함 ☐

설사 ☐ 기타 ☐

오늘의 감정

좋음 / 보통 / 우울 / 힘듦

통증 & 불편 증상

통증 정도 0 1 2 3 4 5

통증 위치 ____________________

증상 발생 시기 ____________________

불편한 점

메스꺼움 ☐ 구토 ☐ 어지럼 ☐

호흡곤란 ☐ 변비 ☐ 피부 트러블 ☐

손발 저림 ☐ 설사 ☐

기타 ____________________ ☐

오늘 마음이 가장 편안했던 순간을 써 보세요.

____

오늘의 컨디션을 한 문장으로 표현해 보세요.

____

오늘의 감사한 일 한 가지를 써 보세요.

____

"마지막이 아닌 또 다른 시작으로 믿어라."

Date. / / /

오늘의 건강 선포

오늘의 할 일

오늘의 건강 지표

체중 ______ kg

수면 시간 ______ 시간

수면의 질 좋음 보통 없음

식욕 좋음 보통 없음

수분 섭취 (1컵 250ml)

오늘의 회복 습관

채소 주스 마시기 ☐

30분 이상 걷기 ☐

스트레칭하기 ☐

햇빛 쬐기 ☐

깊은 호흡하기 ☐

많이 웃기 ☐

기타 ______ ☐

운동/활동

종류 ______ 시간 ______ 분 강도 약 중 강

종류 ______ 시간 ______ 분 강도 약 중 강

오늘의 식사

아침 식단 ______________________

점심 식단 ______________________

저녁 식단 ______________________

처방약 & 보충제 복용

처방약 아침 ☐ 점심 ☐ 저녁 ☐

보충제 아침 ☐ 점심 ☐ 저녁 ☐

대변 상태

정상 ☐ 묽음 ☐ 딱딱함 ☐

설사 ☐ 기타 ☐

오늘의 감정

😊 좋음 / 😐 보통 / 😟 우울 / 😢 힘듦

통증 & 불편 증상

통증 정도 0 1 2 3 4 5

통증 위치 ______________________

증상 발생 시기 ______________________

불편한 점

메스꺼움 ☐ 구토 ☐ 어지럼 ☐

호흡곤란 ☐ 변비 ☐ 피부 트러블 ☐

손발 저림 ☐ 설사 ☐

기타 ______________________ ☐

오늘 마음이 가장 편안했던 순간을 써 보세요.

____

오늘의 컨디션을 한 문장으로 표현해 보세요.

____

오늘의 감사한 일 한 가지를 써 보세요.

____

"암은 끝이 아닌, 다른 삶을 향한 시작이다."

Date.   /   /   /

오늘의 건강 선포

____

____

오늘의 할 일

____

____

____

____

오늘의 건강 지표

체중 ______________ kg

수면 시간 ______________ 시간

수면의 질 좋음 보통 없음

식욕 좋음 보통 없음

수분 섭취 (1컵 250ml)

오늘의 회복 습관

채소 주스 마시기 ☐

30분 이상 걷기 ☐

스트레칭하기 ☐

햇빛 쬐기 ☐

깊은 호흡하기 ☐

많이 웃기 ☐

기타 ______________________ ☐

운동/활동

종류 ____________________ 시간 ____________ 분 강도 약 중 강

종류 ____________________ 시간 ____________ 분 강도 약 중 강

오늘의 식사

아침 식단 ____________________

점심 식단 ____________________

저녁 식단 ____________________

처방약 & 보충제 복용

처방약 아침 ☐ 점심 ☐ 저녁 ☐

보충제 아침 ☐ 점심 ☐ 저녁 ☐

대변 상태

정상 ☐ 묽음 ☐ 딱딱함 ☐

설사 ☐ 기타 ☐

오늘의 감정

😊 좋음 / 😐 보통 / 😟 우울 / ☹ 힘듦

통증 & 불편 증상

통증 정도 0 1 2 3 4 5

통증 위치 ____________________

증상 발생 시기 ____________________

불편한 점

메스꺼움 ☐ 구토 ☐ 어지럼 ☐

호흡곤란 ☐ 변비 ☐ 피부 트러블 ☐

손발 저림 ☐ 설사 ☐

기타 ____________________ ☐

오늘 마음이 가장 편안했던 순간을 써 보세요.

____

오늘의 컨디션을 한 문장으로 표현해 보세요.

____

오늘의 감사한 일 한 가지를 써 보세요.

____

"자연은 언제나 회복을 선택한다."

Date. / / /

오늘의 건강 선포

오늘의 할 일

오늘의 건강 지표

체중 ________ kg

수면 시간 ________ 시간

수면의 질 좋음 보통 없음

식욕 좋음 보통 없음

수분 섭취 (1컵 250ml)

오늘의 회복 습관

채소 주스 마시기 ☐

30분 이상 걷기 ☐

스트레칭하기 ☐

햇빛 쬐기 ☐

깊은 호흡하기 ☐

많이 웃기 ☐

기타 ________ ☐

운동/활동

종류 ________ 시간 ________ 분 강도 약 중 강

종류 ________ 시간 ________ 분 강도 약 중 강

오늘의 식사

아침 식단 ______________________

점심 식단 ______________________

저녁 식단 ______________________

처방약 & 보충제 복용

처방약 아침 ☐ 점심 ☐ 저녁 ☐

보충제 아침 ☐ 점심 ☐ 저녁 ☐

대변 상태

정상 ☐ 묽음 ☐ 딱딱함 ☐

설사 ☐ 기타 ☐

오늘의 감정

😄 좋음 / 😐 보통 / 🙁 우울 / 😢 힘듦

통증 & 불편 증상

통증 정도 0 1 2 3 4 5

통증 위치 ______________________

증상 발생 시기 ______________________

불편한 점

메스꺼움 ☐ 구토 ☐ 어지럼 ☐

호흡곤란 ☐ 변비 ☐ 피부 트러블 ☐

손발 저림 ☐ 설사 ☐

기타 ______________________ ☐

오늘 마음이 가장 편안했던 순간을 써 보세요.

____

오늘의 컨디션을 한 문장으로 표현해 보세요.

____

오늘의 감사한 일 한 가지를 써 보세요.

____

"바람을 느끼는 순간, 내 숨도 회복된다."

Date. / / /

오늘의 건강 선포

오늘의 할 일

오늘의 건강 지표

체중 ______ kg

수면 시간 ______ 시간

수면의 질 좋음 보통 없음

식욕 좋음 보통 없음

수분 섭취 (1컵 250ml)

오늘의 회복 습관

채소 주스 마시기 ☐

30분 이상 걷기 ☐

스트레칭하기 ☐

햇빛 쬐기 ☐

깊은 호흡하기 ☐

많이 웃기 ☐

기타 ______ ☐

운동/활동

종류 ______ 시간 ______ 분 강도 약 중 강

종류 ______ 시간 ______ 분 강도 약 중 강

오늘의 식사

아침 식단 ______________________

점심 식단 ______________________

저녁 식단 ______________________

처방약 & 보충제 복용

처방약 아침 ☐ 점심 ☐ 저녁 ☐

보충제 아침 ☐ 점심 ☐ 저녁 ☐

대변 상태

정상 ☐ 묽음 ☐ 딱딱함 ☐

설사 ☐ 기타 ☐

오늘의 감정

😊 좋음 / 😐 보통 / 😟 우울 / 😢 힘듦

통증 & 불편 증상

통증 정도 0 1 2 3 4 5

통증 위치 ______________________

증상 발생 시기 ______________________

불편한 점

메스꺼움 ☐ 구토 ☐ 어지럼 ☐

호흡곤란 ☐ 변비 ☐ 피부 트러블 ☐

손발 저림 ☐ 설사 ☐

기타 ______________________ ☐

오늘 마음이 가장 편안했던 순간을 써 보세요.

____

오늘의 컨디션을 한 문장으로 표현해 보세요.

____

오늘의 감사한 일 한 가지를 써 보세요.

____

"햇살은 몸과 마음을 깨우는 빛이다."

Date. / / /

오늘의 건강 선포

오늘의 할 일

오늘의 건강 지표

체중 ____________ kg

수면 시간 ____________ 시간

수면의 질 좋음 보통 없음

식욕 좋음 보통 없음

수분 섭취 (1컵 250ml)

오늘의 회복 습관

채소 주스 마시기 ☐

30분 이상 걷기 ☐

스트레칭하기 ☐

햇빛 쬐기 ☐

깊은 호흡하기 ☐

많이 웃기 ☐

기타 ____________ ☐

운동/활동

종류 ____________ 시간 ________ 분 강도 약 중 강

종류 ____________ 시간 ________ 분 강도 약 중 강

오늘의 식사

아침 식단 ______

점심 식단 ______

저녁 식단 ______

처방약 & 보충제 복용

처방약 아침 ☐ 점심 ☐ 저녁 ☐

보충제 아침 ☐ 점심 ☐ 저녁 ☐

대변 상태

정상 ☐ 묽음 ☐ 딱딱함 ☐

설사 ☐ 기타 ☐

오늘의 감정

좋음 / 보통 / 우울 / 힘듦

통증 & 불편 증상

통증 정도 0 1 2 3 4 5

통증 위치 ______

증상 발생 시기 ______

불편한 점

메스꺼움 ☐ 구토 ☐ 어지럼 ☐

호흡곤란 ☐ 변비 ☐ 피부 트러블 ☐

손발 저림 ☐ 설사 ☐

기타 ______ ☐

오늘 마음이 가장 편안했던 순간을 써 보세요.

______

오늘의 컨디션을 한 문장으로 표현해 보세요.

______

오늘의 감사한 일 한 가지를 써 보세요.

______

"나무를 보는 것만으로도 스트레스 호르몬이 줄어든다."

Date.　　/　　/　　/

오늘의 건강 선포

오늘의 할 일

오늘의 건강 지표

체중 ________ kg

수면 시간 ________ 시간

수면의 질　좋음　보통　없음

식욕　좋음　보통　없음

수분 섭취 (1컵 250ml)

오늘의 회복 습관

채소 주스 마시기 ☐

30분 이상 걷기 ☐

스트레칭하기 ☐

햇빛 쬐기 ☐

깊은 호흡하기 ☐

많이 웃기 ☐

기타 ________ ☐

운동/활동

종류 ________ 시간 ________ 분　강도　약　중　강

종류 ________ 시간 ________ 분　강도　약　중　강

오늘의 식사

아침 식단 ____________________

점심 식단 ____________________

저녁 식단 ____________________

처방약 & 보충제 복용

처방약 아침 ☐ 점심 ☐ 저녁 ☐

보충제 아침 ☐ 점심 ☐ 저녁 ☐

대변 상태

정상 ☐ 묽음 ☐ 딱딱함 ☐

설사 ☐ 기타 ☐

오늘의 감정

좋음 / 보통 / 우울 / 힘듦

통증 & 불편 증상

통증 정도 0 1 2 3 4 5

통증 위치 ____________________

증상 발생 시기 ____________________

불편한 점

메스꺼움 ☐ 구토 ☐ 어지럼 ☐

호흡곤란 ☐ 변비 ☐ 피부 트러블 ☐

손발 저림 ☐ 설사 ☐

기타 ____________________ ☐

오늘 마음이 가장 편안했던 순간을 써 보세요.

____

오늘의 컨디션을 한 문장으로 표현해 보세요.

____

오늘의 감사한 일 한 가지를 써 보세요.

____

"흙냄새는 회복을 촉진하는 생명의 언어다."

Date. / / /

오늘의 건강 선포

오늘의 할 일

오늘의 건강 지표

체중 ____________ kg

수면 시간 ____________ 시간

수면의 질 좋음 보통 없음

식욕 좋음 보통 없음

수분 섭취 (1컵 250ml)

오늘의 회복 습관

채소 주스 마시기 ☐

30분 이상 걷기 ☐

스트레칭하기 ☐

햇빛 쬐기 ☐

깊은 호흡하기 ☐

많이 웃기 ☐

기타 ____________ ☐

운동/활동

종류 ____________ 시간 ____________ 분 강도 약 중 강

종류 ____________ 시간 ____________ 분 강도 약 중 강

오늘의 식사

아침 식단 ____________________

점심 식단 ____________________

저녁 식단 ____________________

처방약 & 보충제 복용

처방약 아침 ☐ 점심 ☐ 저녁 ☐

보충제 아침 ☐ 점심 ☐ 저녁 ☐

대변 상태

정상 ☐ 묽음 ☐ 딱딱함 ☐

설사 ☐ 기타 ☐

오늘의 감정

😊 좋음 / 😐 보통 / 😟 우울 / ☹ 힘듦

통증 & 불편 증상

통증 정도 0 1 2 3 4 5

통증 위치 ____________________

증상 발생 시기 ____________________

불편한 점

메스꺼움 ☐ 구토 ☐ 어지럼 ☐

호흡곤란 ☐ 변비 ☐ 피부 트러블 ☐

손발 저림 ☐ 설사 ☐

기타 ____________________ ☐

오늘 마음이 가장 편안했던 순간을 써 보세요.

____

오늘의 컨디션을 한 문장으로 표현해 보세요.

____

오늘의 감사한 일 한 가지를 써 보세요.

____

"창밖 풍경은 정서의 백신이다."

Date.   /   /   /

오늘의 건강 선포

오늘의 할 일

오늘의 건강 지표

체중 ______________ kg

수면 시간 ______________ 시간

수면의 질 좋음 보통 없음

식욕 좋음 보통 없음

수분 섭취 (1컵 250ml)

오늘의 회복 습관

채소 주스 마시기 ☐

30분 이상 걷기 ☐

스트레칭하기 ☐

햇빛 쬐기 ☐

깊은 호흡하기 ☐

많이 웃기 ☐

기타 ______________________ ☐

운동/활동

종류 ____________________ 시간 ____________ 분 강도 약 중 강

종류 ____________________ 시간 ____________ 분 강도 약 중 강

오늘의 식사

아침 식단 ______

점심 식단 ______

저녁 식단 ______

처방약 & 보충제 복용

처방약 아침 ☐ 점심 ☐ 저녁 ☐

보충제 아침 ☐ 점심 ☐ 저녁 ☐

대변 상태

정상 ☐ 묽음 ☐ 딱딱함 ☐

설사 ☐ 기타 ☐

오늘의 감정

😊 좋음 / 😐 보통 / 😟 우울 / ☹ 힘듦

통증 & 불편 증상

통증 정도 0 1 2 3 4 5

통증 위치 ______

증상 발생 시기 ______

불편한 점

메스꺼움 ☐ 구토 ☐ 어지럼 ☐

호흡곤란 ☐ 변비 ☐ 피부 트러블 ☐

손발 저림 ☐ 설사 ☐

기타 ______ ☐

오늘 마음이 가장 편안했던 순간을 써 보세요.

______

오늘의 컨디션을 한 문장으로 표현해 보세요.

______

오늘의 감사한 일 한 가지를 써 보세요.

______

"자연 속에서 걷는 시간은 뇌를 치료하는 시간이다."

Date.　　/　　/　　/

오늘의 건강 선포

오늘의 할 일

오늘의 건강 지표

체중 ________ kg

수면 시간 ________ 시간

수면의 질 좋음 보통 없음

식욕 좋음 보통 없음

수분 섭취 (1컵 250ml)

오늘의 회복 습관

채소 주스 마시기 ☐

30분 이상 걷기 ☐

스트레칭하기 ☐

햇빛 쬐기 ☐

깊은 호흡하기 ☐

많이 웃기 ☐

기타 ________ ☐

운동/활동

종류 ________ 시간 ________ 분 강도 약 중 강

종류 ________ 시간 ________ 분 강도 약 중 강

오늘의 식사

아침 식단 ______

점심 식단 ______

저녁 식단 ______

처방약 & 보충제 복용

처방약 아침 ☐ 점심 ☐ 저녁 ☐

보충제 아침 ☐ 점심 ☐ 저녁 ☐

대변 상태

정상 ☐ 묽음 ☐ 딱딱함 ☐

설사 ☐ 기타 ☐

오늘의 감정

좋음 / 보통 / 우울 / 힘듦

통증 & 불편 증상

통증 정도 0 1 2 3 4 5

통증 위치 ______

증상 발생 시기 ______

불편한 점

메스꺼움 ☐ 구토 ☐ 어지럼 ☐

호흡곤란 ☐ 변비 ☐ 피부 트러블 ☐

손발 저림 ☐ 설사 ☐

기타 ______ ☐

오늘 마음이 가장 편안했던 순간을 써 보세요.

______

오늘의 컨디션을 한 문장으로 표현해 보세요.

______

오늘의 감사한 일 한 가지를 써 보세요.

______

"땅과 접촉하는 순간, 나는 안정된다."

Date. / / /

오늘의 건강 선포

오늘의 할 일

오늘의 건강 지표

체중 ______________ kg

수면 시간 ______________ 시간

수면의 질 좋음 보통 없음

식욕 좋음 보통 없음

수분 섭취 (1컵 250ml)

오늘의 회복 습관

채소 주스 마시기 ☐

30분 이상 걷기 ☐

스트레칭하기 ☐

햇빛 쬐기 ☐

깊은 호흡하기 ☐

많이 웃기 ☐

기타 ______________ ☐

운동/활동

종류 ______________ 시간 ______________ 분 강도 약 중 강

종류 ______________ 시간 ______________ 분 강도 약 중 강

오늘의 식사

아침 식단 ______________________

점심 식단 ______________________

저녁 식단 ______________________

처방약 & 보충제 복용

처방약 아침 ☐ 점심 ☐ 저녁 ☐

보충제 아침 ☐ 점심 ☐ 저녁 ☐

대변 상태

정상 ☐ 묽음 ☐ 딱딱함 ☐

설사 ☐ 기타 ☐

오늘의 감정

좋음 / 보통 / 우울 / 힘듦

통증 & 불편 증상

통증 정도 0 1 2 3 4 5

통증 위치 ______________________

증상 발생 시기 ______________________

불편한 점

메스꺼움 ☐ 구토 ☐ 어지럼 ☐

호흡곤란 ☐ 변비 ☐ 피부 트러블 ☐

손발 저림 ☐ 설사 ☐

기타 ______________________ ☐

오늘 마음이 가장 편안했던 순간을 써 보세요.

____

오늘의 컨디션을 한 문장으로 표현해 보세요.

____

오늘의 감사한 일 한 가지를 써 보세요.

____

"식물과 함께 숨 쉬는 것도 치유다."

Date. / / /

오늘의 건강 선포

오늘의 할 일

오늘의 건강 지표

체중 ______ kg

수면 시간 ______ 시간

수면의 질 좋음 보통 없음

식욕 좋음 보통 없음

수분 섭취 (1컵 250ml)

오늘의 회복 습관

채소 주스 마시기 ☐

30분 이상 걷기 ☐

스트레칭하기 ☐

햇빛 쬐기 ☐

깊은 호흡하기 ☐

많이 웃기 ☐

기타 ______ ☐

운동/활동

종류 ______ 시간 ______ 분 강도 약 중 강

종류 ______ 시간 ______ 분 강도 약 중 강

오늘의 식사

아침 식단 ____________________

점심 식단 ____________________

저녁 식단 ____________________

처방약 & 보충제 복용

처방약	아침 ☐	점심 ☐	저녁 ☐
보충제	아침 ☐	점심 ☐	저녁 ☐

대변 상태

정상 ☐ 묽음 ☐ 딱딱함 ☐

설사 ☐ 기타 ☐

오늘의 감정

😊 좋음 / 😐 보통 / ☹ 우울 / ☹ 힘듦

통증 & 불편 증상

통증 정도 0 1 2 3 4 5

통증 위치 ____________________

증상 발생 시기 ____________________

불편한 점

메스꺼움 ☐ 구토 ☐ 어지럼 ☐

호흡곤란 ☐ 변비 ☐ 피부 트러블 ☐

손발 저림 ☐ 설사 ☐

기타 ____________________ ☐

오늘 마음이 가장 편안했던 순간을 써 보세요.

____

오늘의 컨디션을 한 문장으로 표현해 보세요.

____

오늘의 감사한 일 한 가지를 써 보세요.

____

"나의 회복은 나의 선택에서 시작된다."

Date.　　　/　　　/　　　/

오늘의 건강 선포

오늘의 할 일

오늘의 건강 지표

체중 ____________ kg

수면 시간 ____________ 시간

수면의 질 좋음 보통 없음

식욕 좋음 보통 없음

수분 섭취 (1컵 250ml)

오늘의 회복 습관

채소 주스 마시기 ☐

30분 이상 걷기 ☐

스트레칭하기 ☐

햇빛 쬐기 ☐

깊은 호흡하기 ☐

많이 웃기 ☐

기타 ____________ ☐

운동/활동

종류 ____________ 시간 ____________ 분 강도 약 중 강

종류 ____________ 시간 ____________ 분 강도 약 중 강

오늘의 식사

아침 식단 ______

점심 식단 ______

저녁 식단 ______

처방약 & 보충제 복용

처방약 아침 ☐ 점심 ☐ 저녁 ☐

보충제 아침 ☐ 점심 ☐ 저녁 ☐

대변 상태

정상 ☐ 묽음 ☐ 딱딱함 ☐

설사 ☐ 기타 ☐

오늘의 감정

좋음 / 보통 / 우울 / 힘듦

통증 & 불편 증상

통증 정도 0 1 2 3 4 5

통증 위치 ______

증상 발생 시기 ______

불편한 점

메스꺼움 ☐ 구토 ☐ 어지럼 ☐

호흡곤란 ☐ 변비 ☐ 피부 트러블 ☐

손발 저림 ☐ 설사 ☐

기타 ______ ☐

오늘 마음이 가장 편안했던 순간을 써 보세요.

______

오늘의 컨디션을 한 문장으로 표현해 보세요.

______

오늘의 감사한 일 한 가지를 써 보세요.

______

"몸을 돌보는 시간은 나를 믿는 시간이다."

Date.　　/　　/　　/

오늘의 건강 선포

오늘의 할 일

오늘의 건강 지표

체중 ______ kg

수면 시간 ______ 시간

수면의 질　좋음　보통　없음

식욕　좋음　보통　없음

수분 섭취 (1컵 250ml)

오늘의 회복 습관

채소 주스 마시기 ☐

30분 이상 걷기 ☐

스트레칭하기 ☐

햇빛 쬐기 ☐

깊은 호흡하기 ☐

많이 웃기 ☐

기타 ______ ☐

운동/활동

종류 ______ 시간 ______ 분 강도 약 중 강

종류 ______ 시간 ______ 분 강도 약 중 강

오늘의 식사

아침 식단 ______________________

점심 식단 ______________________

저녁 식단 ______________________

처방약 & 보충제 복용

처방약 아침 ☐ 점심 ☐ 저녁 ☐

보충제 아침 ☐ 점심 ☐ 저녁 ☐

대변 상태

정상 ☐ 묽음 ☐ 딱딱함 ☐

설사 ☐ 기타 ☐

오늘의 감정

😊 좋음 / 😐 보통 / 😟 우울 / ☹ 힘듦

통증 & 불편 증상

통증 정도 0 1 2 3 4 5

통증 위치 ______________________

증상 발생 시기 ______________________

불편한 점

메스꺼움 ☐ 구토 ☐ 어지럼 ☐

호흡곤란 ☐ 변비 ☐ 피부 트러블 ☐

손발 저림 ☐ 설사 ☐

기타 ______________________ ☐

오늘 마음이 가장 편안했던 순간을 써 보세요.

____

오늘의 컨디션을 한 문장으로 표현해 보세요.

____

오늘의 감사한 일 한 가지를 써 보세요.

____

"건강은 맡기는 것이 아니라 내가 만들어 가는 것이다."

Date.　　　/　　　/　　　/

오늘의 건강 선포

오늘의 할 일

오늘의 건강 지표

체중 ______________ kg

수면 시간 ______________ 시간

수면의 질　좋음　보통　없음

식욕　좋음　보통　없음

수분 섭취 (1컵 250ml)

오늘의 회복 습관

채소 주스 마시기 ☐

30분 이상 걷기 ☐

스트레칭하기 ☐

햇빛 쬐기 ☐

깊은 호흡하기 ☐

많이 웃기 ☐

기타 ______________ ☐

운동/활동

종류 ______________ 시간 ______________ 분　강도　약　중　강

종류 ______________ 시간 ______________ 분　강도　약　중　강

오늘의 식사

아침 식단 ______

점심 식단 ______

저녁 식단 ______

처방약 & 보충제 복용

처방약	아침 ☐	점심 ☐	저녁 ☐
보충제	아침 ☐	점심 ☐	저녁 ☐

대변 상태

정상 ☐ 묽음 ☐ 딱딱함 ☐

설사 ☐ 기타 ☐

오늘의 감정

😊 좋음 / 😐 보통 / 😟 우울 / ☹ 힘듦

통증 & 불편 증상

통증 정도 0 1 2 3 4 5

통증 위치 ______

증상 발생 시기 ______

불편한 점

메스꺼움 ☐ 구토 ☐ 어지럼 ☐

호흡곤란 ☐ 변비 ☐ 피부 트러블 ☐

손발 저림 ☐ 설사 ☐

기타 ______ ☐

오늘 마음이 가장 편안했던 순간을 써 보세요.

______

오늘의 컨디션을 한 문장으로 표현해 보세요.

______

오늘의 감사한 일 한 가지를 써 보세요.

______

"스스로 챙기는 습관이 진짜 예방법이다."

Date. / / /

오늘의 건강 선포

오늘의 할 일

오늘의 건강 지표

체중 ________ kg

수면 시간 ________ 시간

수면의 질 좋음 보통 없음

식욕 좋음 보통 없음

수분 섭취 (1컵 250ml)

오늘의 회복 습관

채소 주스 마시기 ☐

30분 이상 걷기 ☐

스트레칭하기 ☐

햇빛 쬐기 ☐

깊은 호흡하기 ☐

많이 웃기 ☐

기타 ________ ☐

운동/활동

종류 ________ 시간 ________ 분 강도 약 중 강

종류 ________ 시간 ________ 분 강도 약 중 강

오늘의 식사

아침 식단 ______

점심 식단 ______

저녁 식단 ______

처방약 & 보충제 복용

처방약 아침 ☐ 점심 ☐ 저녁 ☐

보충제 아침 ☐ 점심 ☐ 저녁 ☐

대변 상태

정상 ☐ 묽음 ☐ 딱딱함 ☐

설사 ☐ 기타 ☐

오늘의 감정

좋음 / 보통 / 우울 / 힘듦

통증 & 불편 증상

통증 정도 0 1 2 3 4 5

통증 위치 ______

증상 발생 시기 ______

불편한 점

메스꺼움 ☐ 구토 ☐ 어지럼 ☐

호흡곤란 ☐ 변비 ☐ 피부 트러블 ☐

손발 저림 ☐ 설사 ☐

기타 ______ ☐

오늘 마음이 가장 편안했던 순간을 써 보세요.

______

오늘의 컨디션을 한 문장으로 표현해 보세요.

______

오늘의 감사한 일 한 가지를 써 보세요.

______

"건강한 습관은 매일의 약속에서 자란다."

Date.　　/　　/　　/

오늘의 건강 선포

오늘의 할 일

오늘의 건강 지표

체중 ________ kg

수면 시간 ________ 시간

수면의 질　좋음　보통　없음

식욕　좋음　보통　없음

수분 섭취 (1컵 250ml)

오늘의 회복 습관

채소 주스 마시기 ☐

30분 이상 걷기 ☐

스트레칭하기 ☐

햇빛 쬐기 ☐

깊은 호흡하기 ☐

많이 웃기 ☐

기타 ________ ☐

운동/활동

종류 ________ 시간 ________ 분　강도　약　중　강

종류 ________ 시간 ________ 분　강도　약　중　강

오늘의 식사

아침 식단 ______________________

점심 식단 ______________________

저녁 식단 ______________________

처방약 & 보충제 복용

처방약 아침 □ 점심 □ 저녁 □

보충제 아침 □ 점심 □ 저녁 □

대변 상태

정상 □ 묽음 □ 딱딱함 □

설사 □ 기타 □

오늘의 감정

😊 좋음 / 😐 보통 / 😟 우울 / 😞 힘듦

통증 & 불편 증상

통증 정도 0 1 2 3 4 5

통증 위치 ______________________

증상 발생 시기 ______________________

불편한 점

메스꺼움 □ 구토 □ 어지럼 □

호흡곤란 □ 변비 □ 피부 트러블 □

손발 저림 □ 설사 □

기타 ______________________ □

오늘 마음이 가장 편안했던 순간을 써 보세요.

____

오늘의 컨디션을 한 문장으로 표현해 보세요.

____

오늘의 감사한 일 한 가지를 써 보세요.

____

"몸을 돌보는 것도 하나의 사랑 표현이다."

Date.　　/　　/　　/

오늘의 건강 선포

오늘의 할 일

오늘의 건강 지표

체중 ______ kg

수면 시간 ______ 시간

수면의 질　좋음　보통　없음

식욕　좋음　보통　없음

수분 섭취 (1컵 250ml)

오늘의 회복 습관

채소 주스 마시기 ☐

30분 이상 걷기 ☐

스트레칭하기 ☐

햇빛 쬐기 ☐

깊은 호흡하기 ☐

많이 웃기 ☐

기타 ______ ☐

운동/활동

종류 ______ 시간 ______ 분 강도 약 중 강

종류 ______ 시간 ______ 분 강도 약 중 강

오늘의 식사

아침 식단 ____________________

점심 식단 ____________________

저녁 식단 ____________________

처방약 & 보충제 복용

처방약 아침 ☐ 점심 ☐ 저녁 ☐

보충제 아침 ☐ 점심 ☐ 저녁 ☐

대변 상태

정상 ☐ 묽음 ☐ 딱딱함 ☐

설사 ☐ 기타 ☐

오늘의 감정

좋음 / 보통 / 우울 / 힘듦

통증 & 불편 증상

통증 정도 0 1 2 3 4 5

통증 위치 ____________________

증상 발생 시기 ____________________

불편한 점

메스꺼움 ☐ 구토 ☐ 어지럼 ☐

호흡곤란 ☐ 변비 ☐ 피부 트러블 ☐

손발 저림 ☐ 설사 ☐

기타 ____________________ ☐

오늘 마음이 가장 편안했던 순간을 써 보세요.

____

오늘의 컨디션을 한 문장으로 표현해 보세요.

____

오늘의 감사한 일 한 가지를 써 보세요.

____

"하루의 루틴은 나에게 주는 선물이다."

Date. / / /

오늘의 건강 선포

오늘의 할 일

오늘의 건강 지표

체중 ______ kg

수면 시간 ______ 시간

수면의 질 좋음 보통 없음

식욕 좋음 보통 없음

수분 섭취 (1컵 250ml)

오늘의 회복 습관

채소 주스 마시기 ☐

30분 이상 걷기 ☐

스트레칭하기 ☐

햇빛 쬐기 ☐

깊은 호흡하기 ☐

많이 웃기 ☐

기타 ______ ☐

운동/활동

종류 ______ 시간 ______ 분 강도 약 중 강

종류 ______ 시간 ______ 분 강도 약 중 강

오늘의 식사

아침 식단

점심 식단

저녁 식단

처방약 & 보충제 복용

처방약 아침 ☐ 점심 ☐ 저녁 ☐

보충제 아침 ☐ 점심 ☐ 저녁 ☐

대변 상태

정상 ☐ 묽음 ☐ 딱딱함 ☐

설사 ☐ 기타 ☐

오늘의 감정

좋음 / 보통 / 우울 / 힘듦

통증 & 불편 증상

통증 정도 0 1 2 3 4 5

통증 위치

증상 발생 시기

불편한 점

메스꺼움 ☐ 구토 ☐ 어지럼 ☐

호흡곤란 ☐ 변비 ☐ 피부 트러블 ☐

손발 저림 ☐ 설사 ☐

기타 ☐

오늘 마음이 가장 편안했던 순간을 써 보세요.

오늘의 컨디션을 한 문장으로 표현해 보세요.

오늘의 감사한 일 한 가지를 써 보세요.

"작은 점검이 큰 병을 막는다."

Date.　　/　　/　　/

오늘의 건강 선포

오늘의 할 일

오늘의 건강 지표

체중 ______ kg

수면 시간 ______ 시간

수면의 질　좋음　보통　없음

식욕　좋음　보통　없음

수분 섭취 (1컵 250ml)

오늘의 회복 습관

채소 주스 마시기 ☐

30분 이상 걷기 ☐

스트레칭하기 ☐

햇빛 쬐기 ☐

깊은 호흡하기 ☐

많이 웃기 ☐

기타 ______ ☐

운동/활동

종류 ______ 시간 ______ 분 강도 약 중 강

종류 ______ 시간 ______ 분 강도 약 중 강

오늘의 식사

아침 식단 ______________________

점심 식단 ______________________

저녁 식단 ______________________

처방약 & 보충제 복용

처방약 **아침** ☐ **점심** ☐ **저녁** ☐

보충제 **아침** ☐ **점심** ☐ **저녁** ☐

대변 상태

정상 ☐ 묽음 ☐ 딱딱함 ☐

설사 ☐ 기타 ☐

오늘의 감정

😊 **좋음** / 😐 **보통** / ☹ **우울** / ☹ **힘듦**

통증 & 불편 증상

통증 정도 0 1 2 3 4 5

통증 위치 ______________________

증상 발생 시기 ______________________

불편한 점

메스꺼움 ☐ 구토 ☐ 어지럼 ☐

호흡곤란 ☐ 변비 ☐ 피부 트러블 ☐

손발 저림 ☐ 설사 ☐

기타 ______________________ ☐

오늘 마음이 가장 편안했던 순간을 써 보세요.

____

오늘의 컨디션을 한 문장으로 표현해 보세요.

____

오늘의 감사한 일 한 가지를 써 보세요.

____

"나의 몸은 내가 가장 오래 함께할 집이다."

Date. / / /

오늘의 건강 선포

____

____

오늘의 할 일

____

____

____

____

오늘의 건강 지표

체중 ____________ kg

수면 시간 ____________ 시간

수면의 질 좋음 보통 없음

식욕 좋음 보통 없음

수분 섭취 (1컵 250ml)

오늘의 회복 습관

채소 주스 마시기 ☐

30분 이상 걷기 ☐

스트레칭하기 ☐

햇빛 쬐기 ☐

깊은 호흡하기 ☐

많이 웃기 ☐

기타 ____________ ☐

운동/활동

종류 ____________ 시간 ____________ 분 강도 약 중 강

종류 ____________ 시간 ____________ 분 강도 약 중 강

오늘의 식사

아침 식단 ______________________

점심 식단 ______________________

저녁 식단 ______________________

처방약 & 보충제 복용

처방약 아침 ☐ 점심 ☐ 저녁 ☐

보충제 아침 ☐ 점심 ☐ 저녁 ☐

대변 상태

정상 ☐ 묽음 ☐ 딱딱함 ☐

설사 ☐ 기타 ☐

오늘의 감정

😊 좋음 / 😐 보통 / 😟 우울 / 😦 힘듦

통증 & 불편 증상

통증 정도 0 1 2 3 4 5

통증 위치 ______________________

증상 발생 시기 ______________________

불편한 점

메스꺼움 ☐ 구토 ☐ 어지럼 ☐

호흡곤란 ☐ 변비 ☐ 피부 트러블 ☐

손발 저림 ☐ 설사 ☐

기타 ______________________ ☐

오늘 마음이 가장 편안했던 순간을 써 보세요.

____

오늘의 컨디션을 한 문장으로 표현해 보세요.

____

오늘의 감사한 일 한 가지를 써 보세요.

____

"오늘 먹는 음식이 내일의 혈액검사 결과를 만든다."

Date.　　/　　/　　/

오늘의 건강 선포

오늘의 할 일

오늘의 건강 지표

체중 ______ kg

수면 시간 ______ 시간

수면의 질　좋음　보통　없음

식욕　좋음　보통　없음

수분 섭취
(1컵 250ml)

오늘의 회복 습관

채소 주스 마시기 ☐

30분 이상 걷기 ☐

스트레칭하기 ☐

햇빛 쬐기 ☐

깊은 호흡하기 ☐

많이 웃기 ☐

기타 ______ ☐

운동/활동

종류 ______ 시간 ______ 분 강도 약 중 강

종류 ______ 시간 ______ 분 강도 약 중 강

오늘의 식사

아침 식단 ______

점심 식단 ______

저녁 식단 ______

처방약 & 보충제 복용

처방약 아침 ☐ 점심 ☐ 저녁 ☐

보충제 아침 ☐ 점심 ☐ 저녁 ☐

대변 상태

정상 ☐ 묽음 ☐ 딱딱함 ☐

설사 ☐ 기타 ☐

오늘의 감정

😊 좋음 / 😐 보통 / 😟 우울 / ☹ 힘듦

통증 & 불편 증상

통증 정도 0 1 2 3 4 5

통증 위치 ______

증상 발생 시기 ______

불편한 점

메스꺼움 ☐ 구토 ☐ 어지럼 ☐

호흡곤란 ☐ 변비 ☐ 피부 트러블 ☐

손발 저림 ☐ 설사 ☐

기타 ______ ☐

오늘 마음이 가장 편안했던 순간을 써 보세요.

______

오늘의 컨디션을 한 문장으로 표현해 보세요.

______

오늘의 감사한 일 한 가지를 써 보세요.

______

"하루 걷기 20분이 당신의 NK세포를 깨운다."

Date.　　/　　/　　/

오늘의 건강 선포

오늘의 할 일

오늘의 건강 지표

체중 ____________ kg

수면 시간 ____________ 시간

수면의 질　좋음　보통　없음

식욕　좋음　보통　없음

수분 섭취 (1컵 250ml)

오늘의 회복 습관

채소 주스 마시기 ☐

30분 이상 걷기 ☐

스트레칭하기 ☐

햇빛 쬐기 ☐

깊은 호흡하기 ☐

많이 웃기 ☐

기타 ____________ ☐

운동/활동

종류 ____________ 시간 ____________ 분 강도 약 중 강

종류 ____________ 시간 ____________ 분 강도 약 중 강

오늘의 식사

아침 식단 ______________________

점심 식단 ______________________

저녁 식단 ______________________

처방약 & 보충제 복용

처방약 아침 ☐ 점심 ☐ 저녁 ☐

보충제 아침 ☐ 점심 ☐ 저녁 ☐

대변 상태

정상 ☐ 묽음 ☐ 딱딱함 ☐

설사 ☐ 기타 ☐

오늘의 감정

😊 좋음 / 😐 보통 / 😟 우울 / ☹ 힘듦

통증 & 불편 증상

통증 정도 0 1 2 3 4 5

통증 위치 ______________________

증상 발생 시기 ______________________

불편한 점

메스꺼움 ☐ 구토 ☐ 어지럼 ☐

호흡곤란 ☐ 변비 ☐ 피부 트러블 ☐

손발 저림 ☐ 설사 ☐

기타 ______________________ ☐

오늘 마음이 가장 편안했던 순간을 써 보세요.

____

오늘의 컨디션을 한 문장으로 표현해 보세요.

____

오늘의 감사한 일 한 가지를 써 보세요.

____

"잠들기 전 10분의 감사는 회복의 명상이다."

Date.   /   /   /

오늘의 건강 선포

오늘의 할 일

오늘의 건강 지표

체중 ________ kg

수면 시간 ________ 시간

수면의 질 좋음 보통 없음

식욕 좋음 보통 없음

수분 섭취 (1컵 250ml)

오늘의 회복 습관

채소 주스 마시기 ☐

30분 이상 걷기 ☐

스트레칭하기 ☐

햇빛 쬐기 ☐

깊은 호흡하기 ☐

많이 웃기 ☐

기타 ________ ☐

운동/활동

종류 ________ 시간 ________ 분 강도 약 중 강

종류 ________ 시간 ________ 분 강도 약 중 강

오늘의 식사

아침 식단 ______

점심 식단 ______

저녁 식단 ______

처방약 & 보충제 복용

처방약 아침 ☐ 점심 ☐ 저녁 ☐

보충제 아침 ☐ 점심 ☐ 저녁 ☐

대변 상태

정상 ☐ 묽음 ☐ 딱딱함 ☐

설사 ☐ 기타 ☐

오늘의 감정

좋음 / 보통 / 우울 / 힘듦

통증 & 불편 증상

통증 정도 0 1 2 3 4 5

통증 위치 ______

증상 발생 시기 ______

불편한 점

메스꺼움 ☐ 구토 ☐ 어지럼 ☐

호흡곤란 ☐ 변비 ☐ 피부 트러블 ☐

손발 저림 ☐ 설사 ☐

기타 ______ ☐

오늘 마음이 가장 편안했던 순간을 써 보세요.

______

오늘의 컨디션을 한 문장으로 표현해 보세요.

______

오늘의 감사한 일 한 가지를 써 보세요.

______

"물은 약이 아니다. 그러나 약보다 강할 수 있다."

Date.　　　/　　　/　　　/

오늘의 건강 선포

오늘의 할 일

오늘의 건강 지표

체중 ______ kg

수면 시간 ______ 시간

수면의 질　좋음　보통　없음

식욕　좋음　보통　없음

수분 섭취 (1컵 250ml)

오늘의 회복 습관

채소 주스 마시기 ☐

30분 이상 걷기 ☐

스트레칭하기 ☐

햇빛 쬐기 ☐

깊은 호흡하기 ☐

많이 웃기 ☐

기타 ______ ☐

운동/활동

종류 ______ 시간 ______ 분 강도 약 중 강

종류 ______ 시간 ______ 분 강도 약 중 강

오늘의 식사

아침 식단 ____________________

점심 식단 ____________________

저녁 식단 ____________________

처방약 & 보충제 복용

처방약 아침 ☐ 점심 ☐ 저녁 ☐

보충제 아침 ☐ 점심 ☐ 저녁 ☐

대변 상태

정상 ☐ 묽음 ☐ 딱딱함 ☐

설사 ☐ 기타 ☐

오늘의 감정

좋음 / 보통 / 우울 / 힘듦

통증 & 불편 증상

통증 정도 0 1 2 3 4 5

통증 위치 ____________________

증상 발생 시기 ____________________

불편한 점

메스꺼움 ☐ 구토 ☐ 어지럼 ☐

호흡곤란 ☐ 변비 ☐ 피부 트러블 ☐

손발 저림 ☐ 설사 ☐

기타 ____________________ ☐

오늘 마음이 가장 편안했던 순간을 써 보세요.

____

오늘의 컨디션을 한 문장으로 표현해 보세요.

____

오늘의 감사한 일 한 가지를 써 보세요.

____

"하루를 견딘 당신은 오늘도 승리자다."

Date. / / /

오늘의 건강 선포

오늘의 할 일

오늘의 건강 지표

체중 ________ kg

수면 시간 ________ 시간

수면의 질 좋음 보통 없음

식욕 좋음 보통 없음

수분 섭취 (1컵 250ml)

오늘의 회복 습관

채소 주스 마시기 ☐

30분 이상 걷기 ☐

스트레칭하기 ☐

햇빛 쬐기 ☐

깊은 호흡하기 ☐

많이 웃기 ☐

기타 ________ ☐

운동/활동

종류 ________ 시간 ________ 분 강도 약 중 강

종류 ________ 시간 ________ 분 강도 약 중 강

오늘의 식사

아침 식단 ______

점심 식단 ______

저녁 식단 ______

처방약 & 보충제 복용

처방약 아침 ☐ 점심 ☐ 저녁 ☐

보충제 아침 ☐ 점심 ☐ 저녁 ☐

대변 상태

정상 ☐ 묽음 ☐ 딱딱함 ☐

설사 ☐ 기타 ☐

오늘의 감정

좋음 / 보통 / 우울 / 힘듦

통증 & 불편 증상

통증 정도 0 1 2 3 4 5

통증 위치 ______

증상 발생 시기 ______

불편한 점

메스꺼움 ☐ 구토 ☐ 어지럼 ☐

호흡곤란 ☐ 변비 ☐ 피부 트러블 ☐

손발 저림 ☐ 설사 ☐

기타 ______ ☐

오늘 마음이 가장 편안했던 순간을 써 보세요.

______

오늘의 컨디션을 한 문장으로 표현해 보세요.

______

오늘의 감사한 일 한 가지를 써 보세요.

______

"나는 내가 만드는 루틴 안에서 회복된다."

Date.   /   /   /

오늘의 건강 선포

오늘의 할 일

오늘의 건강 지표

체중 ______ kg

수면 시간 ______ 시간

수면의 질 좋음 보통 없음

식욕 좋음 보통 없음

수분 섭취 (1컵 250ml)

오늘의 회복 습관

채소 주스 마시기 □

30분 이상 걷기 □

스트레칭하기 □

햇빛 쬐기 □

깊은 호흡하기 □

많이 웃기 □

기타 ______ □

운동/활동

종류 ______ 시간 ______ 분 강도 약 중 강

종류 ______ 시간 ______ 분 강도 약 중 강

오늘의 식사

아침 식단 ______

점심 식단 ______

저녁 식단 ______

처방약 & 보충제 복용

처방약 아침 ☐ 점심 ☐ 저녁 ☐

보충제 아침 ☐ 점심 ☐ 저녁 ☐

대변 상태

정상 ☐ 묽음 ☐ 딱딱함 ☐

설사 ☐ 기타 ☐

오늘의 감정

좋음 / 보통 / 우울 / 힘듦

통증 & 불편 증상

통증 정도 0 1 2 3 4 5

통증 위치 ______

증상 발생 시기 ______

불편한 점

메스꺼움 ☐ 구토 ☐ 어지럼 ☐

호흡곤란 ☐ 변비 ☐ 피부 트러블 ☐

손발 저림 ☐ 설사 ☐

기타 ______ ☐

오늘 마음이 가장 편안했던 순간을 써 보세요.

______

오늘의 컨디션을 한 문장으로 표현해 보세요.

______

오늘의 감사한 일 한 가지를 써 보세요.

______

"작은 스트레칭도 혈류에게는 큰 선물이다."

Date.　　/　　/　　/

오늘의 건강 선포

오늘의 할 일

오늘의 건강 지표

체중 ______ kg

수면 시간 ______ 시간

수면의 질　좋음　보통　없음

식욕　좋음　보통　없음

수분 섭취 (1컵 250ml)

오늘의 회복 습관

채소 주스 마시기 ☐

30분 이상 걷기 ☐

스트레칭하기 ☐

햇빛 쬐기 ☐

깊은 호흡하기 ☐

많이 웃기 ☐

기타 ______ ☐

운동/활동

종류 ______ 시간 ______ 분　강도　약　중　강

종류 ______ 시간 ______ 분　강도　약　중　강

오늘의 식사

아침 식단 ____________________

점심 식단 ____________________

저녁 식단 ____________________

처방약 & 보충제 복용

처방약 아침 ☐ 점심 ☐ 저녁 ☐

보충제 아침 ☐ 점심 ☐ 저녁 ☐

대변 상태

정상 ☐ 묽음 ☐ 딱딱함 ☐

설사 ☐ 기타 ☐

오늘의 감정

좋음 / 보통 / 우울 / 힘듦

통증 & 불편 증상

통증 정도 0 1 2 3 4 5

통증 위치 ____________________

증상 발생 시기 ____________________

불편한 점

메스꺼움 ☐ 구토 ☐ 어지럼 ☐

호흡곤란 ☐ 변비 ☐ 피부 트러블 ☐

손발 저림 ☐ 설사 ☐

기타 ____________________ ☐

오늘 마음이 가장 편안했던 순간을 써 보세요.

____

오늘의 컨디션을 한 문장으로 표현해 보세요.

____

오늘의 감사한 일 한 가지를 써 보세요.

____

"숨을 잘 쉬는 것도 하나의 치료다."

Date. / / /

오늘의 건강 선포

____

____

오늘의 할 일

____

____

____

____

오늘의 건강 지표

체중 ______ kg

수면 시간 ______ 시간

수면의 질 좋음 보통 없음

식욕 좋음 보통 없음

수분 섭취 (1컵 250ml)

오늘의 회복 습관

채소 주스 마시기 ☐

30분 이상 걷기 ☐

스트레칭하기 ☐

햇빛 쬐기 ☐

깊은 호흡하기 ☐

많이 웃기 ☐

기타 ______ ☐

운동/활동

종류 ______ 시간 ______ 분 강도 약 중 강

종류 ______ 시간 ______ 분 강도 약 중 강

오늘의 식사

아침 식단 ________

점심 식단 ________

저녁 식단 ________

처방약 & 보충제 복용

처방약 아침 ☐ 점심 ☐ 저녁 ☐

보충제 아침 ☐ 점심 ☐ 저녁 ☐

대변 상태

정상 ☐ 묽음 ☐ 딱딱함 ☐

설사 ☐ 기타 ☐

오늘의 감정

좋음 / 보통 / 우울 / 힘듦

통증 & 불편 증상

통증 정도 0 1 2 3 4 5

통증 위치 ________

증상 발생 시기 ________

불편한 점

메스꺼움 ☐ 구토 ☐ 어지럼 ☐

호흡곤란 ☐ 변비 ☐ 피부 트러블 ☐

손발 저림 ☐ 설사 ☐

기타 ________ ☐

오늘 마음이 가장 편안했던 순간을 써 보세요.

____

오늘의 컨디션을 한 문장으로 표현해 보세요.

____

오늘의 감사한 일 한 가지를 써 보세요.

____

"면역은 리듬이며, 규칙성이 치료다."

Date.　　　/　　　/　　　/

오늘의 건강 선포

오늘의 할 일

오늘의 건강 지표

체중 ______ kg

수면 시간 ______ 시간

수면의 질 좋음 보통 없음

식욕 좋음 보통 없음

수분 섭취 (1컵 250ml)

오늘의 회복 습관

채소 주스 마시기 ☐

30분 이상 걷기 ☐

스트레칭하기 ☐

햇빛 쬐기 ☐

깊은 호흡하기 ☐

많이 웃기 ☐

기타 ______ ☐

운동/활동

종류 ______ 시간 ______ 분 강도 약 중 강

종류 ______ 시간 ______ 분 강도 약 중 강

오늘의 식사

아침 식단 ______

점심 식단 ______

저녁 식단 ______

처방약 & 보충제 복용

처방약 아침 ☐ 점심 ☐ 저녁 ☐

보충제 아침 ☐ 점심 ☐ 저녁 ☐

대변 상태

정상 ☐ 묽음 ☐ 딱딱함 ☐

설사 ☐ 기타 ☐

오늘의 감정

좋음 / 보통 / 우울 / 힘듦

통증 & 불편 증상

통증 정도 0 1 2 3 4 5

통증 위치 ______

증상 발생 시기 ______

불편한 점

메스꺼움 ☐ 구토 ☐ 어지럼 ☐

호흡곤란 ☐ 변비 ☐ 피부 트러블 ☐

손발 저림 ☐ 설사 ☐

기타 ______ ☐

오늘 마음이 가장 편안했던 순간을 써 보세요.

______

오늘의 컨디션을 한 문장으로 표현해 보세요.

______

오늘의 감사한 일 한 가지를 써 보세요.

______

"단순한 식사는 가장 정직한 치료식이다."

Date. / / /

오늘의 건강 선포

오늘의 할 일

오늘의 건강 지표

체중 ______ kg

수면 시간 ______ 시간

수면의 질 좋음 보통 없음

식욕 좋음 보통 없음

수분 섭취 (1컵 250ml)

오늘의 회복 습관

채소 주스 마시기 ☐

30분 이상 걷기 ☐

스트레칭하기 ☐

햇빛 쬐기 ☐

깊은 호흡하기 ☐

많이 웃기 ☐

기타 ______ ☐

운동/활동

종류 ______ 시간 ______ 분 강도 약 중 강

종류 ______ 시간 ______ 분 강도 약 중 강

오늘의 식사

아침 식단 ____________________

점심 식단 ____________________

저녁 식단 ____________________

처방약 & 보충제 복용

처방약	아침 ☐	점심 ☐	저녁 ☐
보충제	아침 ☐	점심 ☐	저녁 ☐

대변 상태

정상 ☐ 묽음 ☐ 딱딱함 ☐

설사 ☐ 기타 ☐

오늘의 감정

좋음 / 보통 / 우울 / 힘듦

통증 & 불편 증상

통증 정도 0 1 2 3 4 5

통증 위치 ____________________

증상 발생 시기 ____________________

불편한 점

메스꺼움 ☐ 구토 ☐ 어지럼 ☐

호흡곤란 ☐ 변비 ☐ 피부 트러블 ☐

손발 저림 ☐ 설사 ☐

기타 ____________________ ☐

오늘 마음이 가장 편안했던 순간을 써 보세요.

____

오늘의 컨디션을 한 문장으로 표현해 보세요.

____

오늘의 감사한 일 한 가지를 써 보세요.

____

"회복은 선택이 아니라 반복의 결과다."

Date.　　　/　　　/　　　/

오늘의 건강 선포

오늘의 할 일

오늘의 건강 지표

체중 ______ kg

수면 시간 ______ 시간

수면의 질 좋음 보통 없음

식욕 좋음 보통 없음

수분 섭취 (1컵 250ml)

오늘의 회복 습관

채소 주스 마시기 ☐

30분 이상 걷기 ☐

스트레칭하기 ☐

햇빛 쬐기 ☐

깊은 호흡하기 ☐

많이 웃기 ☐

기타 ______ ☐

운동/활동

종류 ______ 시간 ______ 분 강도 약 중 강

종류 ______ 시간 ______ 분 강도 약 중 강

오늘의 식사

아침 식단 ______

점심 식단 ______

저녁 식단 ______

처방약 & 보충제 복용

처방약 아침 ☐ 점심 ☐ 저녁 ☐

보충제 아침 ☐ 점심 ☐ 저녁 ☐

대변 상태

정상 ☐ 묽음 ☐ 딱딱함 ☐

설사 ☐ 기타 ☐

오늘의 감정

좋음 / 보통 / 우울 / 힘듦

통증 & 불편 증상

통증 정도 0 1 2 3 4 5

통증 위치 ______

증상 발생 시기 ______

불편한 점

메스꺼움 ☐ 구토 ☐ 어지럼 ☐

호흡곤란 ☐ 변비 ☐ 피부 트러블 ☐

손발 저림 ☐ 설사 ☐

기타 ______ ☐

오늘 마음이 가장 편안했던 순간을 써 보세요.

______

오늘의 컨디션을 한 문장으로 표현해 보세요.

______

오늘의 감사한 일 한 가지를 써 보세요.

______

"내가 나를 돌보는 하루 첫 습관은 물 한 잔 마시기다."

Date.　　/　　/　　/

오늘의 건강 선포

오늘의 할 일

오늘의 건강 지표

체중 ________ kg

수면 시간 ________ 시간

수면의 질　좋음　보통　없음

식욕　좋음　보통　없음

수분 섭취 (1컵 250ml)

오늘의 회복 습관

채소 주스 마시기 ☐

30분 이상 걷기 ☐

스트레칭하기 ☐

햇빛 쬐기 ☐

깊은 호흡하기 ☐

많이 웃기 ☐

기타 ________ ☐

운동/활동

종류 ________ 시간 ________ 분 강도 약 중 강

종류 ________ 시간 ________ 분 강도 약 중 강

오늘의 식사

아침 식단 ______

점심 식단 ______

저녁 식단 ______

처방약 & 보충제 복용

처방약 **아침** ☐ **점심** ☐ **저녁** ☐

보충제 **아침** ☐ **점심** ☐ **저녁** ☐

대변 상태

정상 ☐ 묽음 ☐ 딱딱함 ☐

설사 ☐ 기타 ☐

오늘의 감정

😊 **좋음** / 😐 **보통** / 😔 **우울** / ☹ **힘듦**

통증 & 불편 증상

통증 정도 0 1 2 3 4 5

통증 위치 ______

증상 발생 시기 ______

불편한 점

메스꺼움 ☐ 구토 ☐ 어지럼 ☐

호흡곤란 ☐ 변비 ☐ 피부 트러블 ☐

손발 저림 ☐ 설사 ☐

기타 ______ ☐

오늘 마음이 가장 편안했던 순간을 써 보세요.

______

오늘의 컨디션을 한 문장으로 표현해 보세요.

______

오늘의 감사한 일 한 가지를 써 보세요.

______

"내가 고른 식재료가 내 생존을 결정한다."

Date. / / /

오늘의 건강 선포

오늘의 할 일

오늘의 건강 지표

체중 ______ kg

수면 시간 ______ 시간

수면의 질 좋음 보통 없음

식욕 좋음 보통 없음

수분 섭취 (1컵 250ml)

오늘의 회복 습관

채소 주스 마시기 ☐

30분 이상 걷기 ☐

스트레칭하기 ☐

햇빛 쬐기 ☐

깊은 호흡하기 ☐

많이 웃기 ☐

기타 ______ ☐

운동/활동

종류 ______ 시간 ______ 분 강도 약 중 강

종류 ______ 시간 ______ 분 강도 약 중 강

오늘의 식사

아침 식단 ____________________

점심 식단 ____________________

저녁 식단 ____________________

처방약 & 보충제 복용

처방약 **아침** ☐ **점심** ☐ **저녁** ☐

보충제 **아침** ☐ **점심** ☐ **저녁** ☐

대변 상태

정상 ☐ 묽음 ☐ 딱딱함 ☐

설사 ☐ 기타 ☐

오늘의 감정

😊 **좋음** / 😐 **보통** / 😔 **우울** / 😣 **힘듦**

통증 & 불편 증상

통증 정도 0 — 1 — 2 — 3 — 4 — 5

통증 위치 ____________________

증상 발생 시기 ____________________

불편한 점

메스꺼움 ☐ 구토 ☐ 어지럼 ☐

호흡곤란 ☐ 변비 ☐ 피부 트러블 ☐

손발 저림 ☐ 설사 ☐

기타 ____________________ ☐

오늘 마음이 가장 편안했던 순간을 써 보세요.

____

오늘의 컨디션을 한 문장으로 표현해 보세요.

____

오늘의 감사한 일 한 가지를 써 보세요.

____

"한 걸음 걷는 것이 오늘의 면역치료다."

Date.　　/　　/　　/

오늘의 건강 선포

____

____

오늘의 할 일

____

____

____

____

오늘의 건강 지표

체중 ____________ kg

수면 시간 ____________ 시간

수면의 질　좋음　보통　없음

식욕　좋음　보통　없음

수분 섭취 (1컵 250ml)

오늘의 회복 습관

채소 주스 마시기 ☐

30분 이상 걷기 ☐

스트레칭하기 ☐

햇빛 쬐기 ☐

깊은 호흡하기 ☐

많이 웃기 ☐

기타 ____________ ☐

운동/활동

종류 ____________ 시간 ________ 분 강도 약 중 강

종류 ____________ 시간 ________ 분 강도 약 중 강

오늘의 식사

아침 식단

점심 식단

저녁 식단

처방약 & 보충제 복용

처방약 아침 ☐ 점심 ☐ 저녁 ☐

보충제 아침 ☐ 점심 ☐ 저녁 ☐

대변 상태

정상 ☐ 묽음 ☐ 딱딱함 ☐

설사 ☐ 기타 ☐

오늘의 감정

좋음 / 보통 / 우울 / 힘듦

통증 & 불편 증상

통증 정도 0 1 2 3 4 5

통증 위치

증상 발생 시기

불편한 점

메스꺼움 ☐ 구토 ☐ 어지럼 ☐

호흡곤란 ☐ 변비 ☐ 피부 트러블 ☐

손발 저림 ☐ 설사 ☐

기타 ☐

오늘 마음이 가장 편안했던 순간을 써 보세요.

오늘의 컨디션을 한 문장으로 표현해 보세요.

오늘의 감사한 일 한 가지를 써 보세요.

"회복자는 식사도, 수면도 성실하게 지킨다."

Date. / / /

오늘의 건강 선포

오늘의 할 일

오늘의 건강 지표

체중 ______ kg

수면 시간 ______ 시간

수면의 질 좋음 보통 없음

식욕 좋음 보통 없음

수분 섭취 (1컵 250ml)

오늘의 회복 습관

채소 주스 마시기 ☐

30분 이상 걷기 ☐

스트레칭하기 ☐

햇빛 쬐기 ☐

깊은 호흡하기 ☐

많이 웃기 ☐

기타 ______ ☐

운동/활동

종류 ______ 시간 ______ 분 강도 약 중 강

종류 ______ 시간 ______ 분 강도 약 중 강

오늘의 식사

아침 식단 ______________________

점심 식단 ______________________

저녁 식단 ______________________

처방약 & 보충제 복용

처방약 **아침** ☐ **점심** ☐ **저녁** ☐

보충제 **아침** ☐ **점심** ☐ **저녁** ☐

대변 상태

정상 ☐ 묽음 ☐ 딱딱함 ☐

설사 ☐ 기타 ☐

오늘의 감정

좋음 / **보통** / **우울** / **힘듦**

통증 & 불편 증상

통증 정도 0 1 2 3 4 5

통증 위치 ______________________

증상 발생 시기 ______________________

불편한 점

메스꺼움 ☐ 구토 ☐ 어지럼 ☐

호흡곤란 ☐ 변비 ☐ 피부 트러블 ☐

손발 저림 ☐ 설사 ☐

기타 ______________________ ☐

오늘 마음이 가장 편안했던 순간을 써 보세요.

____

오늘의 컨디션을 한 문장으로 표현해 보세요.

____

오늘의 감사한 일 한 가지를 써 보세요.

____

"식욕보다 생존욕을 선택하라."

Date.　　/　　/　　/

오늘의 건강 선포

오늘의 할 일

오늘의 건강 지표

체중 ______ kg

수면 시간 ______ 시간

수면의 질　좋음　보통　없음

식욕　좋음　보통　없음

수분 섭취 (1컵 250ml)

오늘의 회복 습관

채소 주스 마시기 ☐

30분 이상 걷기 ☐

스트레칭하기 ☐

햇빛 쬐기 ☐

깊은 호흡하기 ☐

많이 웃기 ☐

기타 ______ ☐

운동/활동

종류 ______ 시간 ______ 분　강도　약　중　강

종류 ______ 시간 ______ 분　강도　약　중　강

오늘의 식사

아침 식단 ______________________

점심 식단 ______________________

저녁 식단 ______________________

처방약 & 보충제 복용

처방약 **아침** ☐ **점심** ☐ **저녁** ☐

보충제 **아침** ☐ **점심** ☐ **저녁** ☐

대변 상태

정상 ☐ 묽음 ☐ 딱딱함 ☐

설사 ☐ 기타 ☐

오늘의 감정

😊 **좋음** / 😐 **보통** / 😟 **우울** / ☹ **힘듦**

통증 & 불편 증상

통증 정도 0 1 2 3 4 5

통증 위치 ______________________

증상 발생 시기 ______________________

불편한 점

메스꺼움 ☐ 구토 ☐ 어지럼 ☐

호흡곤란 ☐ 변비 ☐ 피부 트러블 ☐

손발 저림 ☐ 설사 ☐

기타 ______________________ ☐

오늘 마음이 가장 편안했던 순간을 써 보세요.

____

오늘의 컨디션을 한 문장으로 표현해 보세요.

____

오늘의 감사한 일 한 가지를 써 보세요.

____

"당신의 환경이 당신의 세포를 설득한다."

Date.　　　/　　　/　　　/

오늘의 건강 선포

오늘의 할 일

오늘의 건강 지표

체중 ______ kg

수면 시간 ______ 시간

수면의 질　좋음　보통　없음

식욕　좋음　보통　없음

수분 섭취 (1컵 250ml)

오늘의 회복 습관

채소 주스 마시기 ☐

30분 이상 걷기 ☐

스트레칭하기 ☐

햇빛 쬐기 ☐

깊은 호흡하기 ☐

많이 웃기 ☐

기타 ______ ☐

운동/활동

종류 ______ 시간 ______ 분 강도 약 중 강

종류 ______ 시간 ______ 분 강도 약 중 강

오늘의 식사

아침 식단 ______

점심 식단 ______

저녁 식단 ______

처방약 & 보충제 복용

처방약 아침 ☐ 점심 ☐ 저녁 ☐

보충제 아침 ☐ 점심 ☐ 저녁 ☐

대변 상태

정상 ☐ 묽음 ☐ 딱딱함 ☐

설사 ☐ 기타 ☐

오늘의 감정

좋음 / 보통 / 우울 / 힘듦

통증 & 불편 증상

통증 정도 0 1 2 3 4 5

통증 위치 ______

증상 발생 시기 ______

불편한 점

메스꺼움 ☐ 구토 ☐ 어지럼 ☐

호흡곤란 ☐ 변비 ☐ 피부 트러블 ☐

손발 저림 ☐ 설사 ☐

기타 ______ ☐

오늘 마음이 가장 편안했던 순간을 써 보세요.

______

오늘의 컨디션을 한 문장으로 표현해 보세요.

______

오늘의 감사한 일 한 가지를 써 보세요.

______

"습관은 내가 나를 설계하는 방법이다."

Date.　　/　　/　　/

오늘의 건강 선포

오늘의 할 일

오늘의 건강 지표

체중 ______ kg

수면 시간 ______ 시간

수면의 질　좋음　보통　없음

식욕　좋음　보통　없음

수분 섭취 (1컵 250ml)

오늘의 회복 습관

채소 주스 마시기 ☐

30분 이상 걷기 ☐

스트레칭하기 ☐

햇빛 쬐기 ☐

깊은 호흡하기 ☐

많이 웃기 ☐

기타 ______ ☐

운동/활동

종류 ______ 시간 ______ 분　강도　약　중　강

종류 ______ 시간 ______ 분　강도　약　중　강

오늘의 식사

아침 식단 ______

점심 식단 ______

저녁 식단 ______

처방약 & 보충제 복용

처방약 아침 ☐ 점심 ☐ 저녁 ☐

보충제 아침 ☐ 점심 ☐ 저녁 ☐

대변 상태

정상 ☐ 묽음 ☐ 딱딱함 ☐

설사 ☐ 기타 ☐

오늘의 감정

😊 좋음 / 😐 보통 / 😟 우울 / ☹ 힘듦

통증 & 불편 증상

통증 정도 0 1 2 3 4 5

통증 위치 ______

증상 발생 시기 ______

불편한 점

메스꺼움 ☐ 구토 ☐ 어지럼 ☐

호흡곤란 ☐ 변비 ☐ 피부 트러블 ☐

손발 저림 ☐ 설사 ☐

기타 ______ ☐

오늘 마음이 가장 편안했던 순간을 써 보세요.

______

오늘의 컨디션을 한 문장으로 표현해 보세요.

______

오늘의 감사한 일 한 가지를 써 보세요.

______

"세포는 변화를 기다리지 않고, 반복을 따른다."

Date.　　　/　　　/　　　/

오늘의 건강 선포

오늘의 할 일

오늘의 건강 지표

체중 ________ kg

수면 시간 ________ 시간

수면의 질　좋음　보통　없음

식욕　좋음　보통　없음

수분 섭취 (1컵 250ml)

오늘의 회복 습관

채소 주스 마시기 ☐

30분 이상 걷기 ☐

스트레칭하기 ☐

햇빛 쬐기 ☐

깊은 호흡하기 ☐

많이 웃기 ☐

기타 ________ ☐

운동/활동

종류 ________ 시간 ________ 분 강도 약 중 강

종류 ________ 시간 ________ 분 강도 약 중 강

오늘의 식사

아침 식단 ______

점심 식단 ______

저녁 식단 ______

처방약 & 보충제 복용

처방약 아침 ☐ 점심 ☐ 저녁 ☐

보충제 아침 ☐ 점심 ☐ 저녁 ☐

대변 상태

정상 ☐ 묽음 ☐ 딱딱함 ☐

설사 ☐ 기타 ☐

오늘의 감정

☺ 좋음 / 😐 보통 / 😟 우울 / ☹ 힘듦

통증 & 불편 증상

통증 정도 0 1 2 3 4 5

통증 위치 ______

증상 발생 시기 ______

불편한 점

메스꺼움 ☐ 구토 ☐ 어지럼 ☐

호흡곤란 ☐ 변비 ☐ 피부 트러블 ☐

손발 저림 ☐ 설사 ☐

기타 ______ ☐

오늘 마음이 가장 편안했던 순간을 써 보세요.

______

오늘의 컨디션을 한 문장으로 표현해 보세요.

______

오늘의 감사한 일 한 가지를 써 보세요.

______

"오늘의 루틴이 3개월 후 결과를 만든다."

Date.　　　/　　　/　　　/

오늘의 건강 선포

오늘의 할 일

오늘의 건강 지표

체중 ______ kg

수면 시간 ______ 시간

수면의 질　좋음　보통　없음

식욕　좋음　보통　없음

수분 섭취 (1컵 250ml)

오늘의 회복 습관

채소 주스 마시기 ☐

30분 이상 걷기 ☐

스트레칭하기 ☐

햇빛 쬐기 ☐

깊은 호흡하기 ☐

많이 웃기 ☐

기타 ______ ☐

운동/활동

종류 ______ 시간 ______ 분　강도　약　중　강

종류 ______ 시간 ______ 분　강도　약　중　강

오늘의 식사

아침 식단 ______

점심 식단 ______

저녁 식단 ______

처방약 & 보충제 복용

처방약 아침 ☐ 점심 ☐ 저녁 ☐

보충제 아침 ☐ 점심 ☐ 저녁 ☐

대변 상태

정상 ☐ 묽음 ☐ 딱딱함 ☐

설사 ☐ 기타 ☐

오늘의 감정

😊 좋음 / 😐 보통 / 😟 우울 / ☹ 힘듦

통증 & 불편 증상

통증 정도 0 1 2 3 4 5

통증 위치 ______

증상 발생 시기 ______

불편한 점

메스꺼움 ☐ 구토 ☐ 어지럼 ☐

호흡곤란 ☐ 변비 ☐ 피부 트러블 ☐

손발 저림 ☐ 설사 ☐

기타 ______ ☐

오늘 마음이 가장 편안했던 순간을 써 보세요.

______

오늘의 컨디션을 한 문장으로 표현해 보세요.

______

오늘의 감사한 일 한 가지를 써 보세요.

______

"내 안의 회복력은 작은 행동에 응답한다."

Date.　　/　　/　　/

오늘의 건강 선포

____

____

오늘의 할 일

____

____

____

____

오늘의 건강 지표

체중 ________ kg

수면 시간 ________ 시간

수면의 질　좋음　보통　없음

식욕　좋음　보통　없음

수분 섭취 (1컵 250ml)

오늘의 회복 습관

채소 주스 마시기 ☐

30분 이상 걷기 ☐

스트레칭하기 ☐

햇빛 쬐기 ☐

깊은 호흡하기 ☐

많이 웃기 ☐

기타 ________ ☐

운동/활동

종류 ________ 시간 ________ 분 강도 약 중 강

종류 ________ 시간 ________ 분 강도 약 중 강

오늘의 식사

아침 식단 ____________________

점심 식단 ____________________

저녁 식단 ____________________

처방약 & 보충제 복용

처방약 아침 ☐ 점심 ☐ 저녁 ☐

보충제 아침 ☐ 점심 ☐ 저녁 ☐

대변 상태

정상 ☐ 묽음 ☐ 딱딱함 ☐

설사 ☐ 기타 ☐

오늘의 감정

😊 좋음 / 😐 보통 / 😔 우울 / 😟 힘듦

통증 & 불편 증상

통증 정도 0 1 2 3 4 5

통증 위치 ____________________

증상 발생 시기 ____________________

불편한 점

메스꺼움 ☐ 구토 ☐ 어지럼 ☐

호흡곤란 ☐ 변비 ☐ 피부 트러블 ☐

손발 저림 ☐ 설사 ☐

기타 ____________________ ☐

오늘 마음이 가장 편안했던 순간을 써 보세요.

____

오늘의 컨디션을 한 문장으로 표현해 보세요.

____

오늘의 감사한 일 한 가지를 써 보세요.

____

"간단한 아침이 복잡한 병을 다스린다."

Date.　　　/　　　/　　　/

오늘의 건강 선포

오늘의 할 일

오늘의 건강 지표

체중 ______ kg

수면 시간 ______ 시간

수면의 질　좋음　보통　없음

식욕　좋음　보통　없음

수분 섭취 (1컵 250ml)

오늘의 회복 습관

채소 주스 마시기 ☐

30분 이상 걷기 ☐

스트레칭하기 ☐

햇빛 쬐기 ☐

깊은 호흡하기 ☐

많이 웃기 ☐

기타 ______ ☐

운동/활동

종류 ______ 시간 ______ 분 강도 약 중 강

종류 ______ 시간 ______ 분 강도 약 중 강

오늘의 식사

아침 식단

점심 식단

저녁 식단

처방약 & 보충제 복용

처방약 아침 ☐ 점심 ☐ 저녁 ☐

보충제 아침 ☐ 점심 ☐ 저녁 ☐

대변 상태

정상 ☐ 묽음 ☐ 딱딱함 ☐

설사 ☐ 기타 ☐

오늘의 감정

😊 좋음 / 😐 보통 / 😟 우울 / ☹ 힘듦

통증 & 불편 증상

통증 정도 0 1 2 3 4 5

통증 위치

증상 발생 시기

불편한 점

메스꺼움 ☐ 구토 ☐ 어지럼 ☐

호흡곤란 ☐ 변비 ☐ 피부 트러블 ☐

손발 저림 ☐ 설사 ☐

기타 ☐

오늘 마음이 가장 편안했던 순간을 써 보세요.

오늘의 컨디션을 한 문장으로 표현해 보세요.

오늘의 감사한 일 한 가지를 써 보세요.

"나를 돌보는 시간이 나를 치료하는 시간이다."

Date.　　/　　/　　/

오늘의 건강 선포

오늘의 할 일

오늘의 건강 지표

체중 ________ kg

수면 시간 ________ 시간

수면의 질　좋음　보통　없음

식욕　좋음　보통　없음

수분 섭취 (1컵 250ml)

오늘의 회복 습관

채소 주스 마시기 ☐

30분 이상 걷기 ☐

스트레칭하기 ☐

햇빛 쬐기 ☐

깊은 호흡하기 ☐

많이 웃기 ☐

기타 ________ ☐

운동/활동

종류	시간	강도
________	________ 분	약　중　강
________	________ 분	약　중　강

오늘의 식사

아침 식단 ______

점심 식단 ______

저녁 식단 ______

처방약 & 보충제 복용

처방약 아침 ☐ 점심 ☐ 저녁 ☐

보충제 아침 ☐ 점심 ☐ 저녁 ☐

대변 상태

정상 ☐ 묽음 ☐ 딱딱함 ☐

설사 ☐ 기타 ☐

오늘의 감정

😊 좋음 / 😐 보통 / 😟 우울 / ☹ 힘듦

통증 & 불편 증상

통증 정도 0 1 2 3 4 5

통증 위치 ______

증상 발생 시기 ______

불편한 점

메스꺼움 ☐ 구토 ☐ 어지럼 ☐

호흡곤란 ☐ 변비 ☐ 피부 트러블 ☐

손발 저림 ☐ 설사 ☐

기타 ______ ☐

오늘 마음이 가장 편안했던 순간을 써 보세요.

______

오늘의 컨디션을 한 문장으로 표현해 보세요.

______

오늘의 감사한 일 한 가지를 써 보세요.

______

"해독은 단식보다 반복에서 온다."

Date.　　/　　/　　/

오늘의 건강 선포

오늘의 할 일

오늘의 건강 지표

체중 ______ kg

수면 시간 ______ 시간

수면의 질　좋음　보통　없음

식욕　좋음　보통　없음

수분 섭취 (1컵 250ml)

오늘의 회복 습관

채소 주스 마시기 ☐

30분 이상 걷기 ☐

스트레칭하기 ☐

햇빛 쬐기 ☐

깊은 호흡하기 ☐

많이 웃기 ☐

기타 ______ ☐

운동/활동

종류 ______ 시간 ______ 분 강도 약 중 강

종류 ______ 시간 ______ 분 강도 약 중 강

오늘의 식사

아침 식단 ______________________

점심 식단 ______________________

저녁 식단 ______________________

처방약 & 보충제 복용

처방약 아침 ☐ 점심 ☐ 저녁 ☐

보충제 아침 ☐ 점심 ☐ 저녁 ☐

대변 상태

정상 ☐ 묽음 ☐ 딱딱함 ☐

설사 ☐ 기타 ☐

오늘의 감정

좋음 / 보통 / 우울 / 힘듦

통증 & 불편 증상

통증 정도 0 1 2 3 4 5

통증 위치 ______________________

증상 발생 시기 ______________________

불편한 점

메스꺼움 ☐ 구토 ☐ 어지럼 ☐

호흡곤란 ☐ 변비 ☐ 피부 트러블 ☐

손발 저림 ☐ 설사 ☐

기타 ______________________ ☐

오늘 마음이 가장 편안했던 순간을 써 보세요.

____

오늘의 컨디션을 한 문장으로 표현해 보세요.

____

오늘의 감사한 일 한 가지를 써 보세요.

____

"생존 본능은 환경이 아닌 의식에서 시작한다."

Date. / / /

오늘의 건강 선포

______

______

오늘의 할 일

______

______

______

______

오늘의 건강 지표

체중 ______ kg

수면 시간 ______ 시간

수면의 질 좋음 보통 없음

식욕 좋음 보통 없음

수분 섭취 (1컵 250ml)

오늘의 회복 습관

채소 주스 마시기 ☐

30분 이상 걷기 ☐

스트레칭하기 ☐

햇빛 쬐기 ☐

깊은 호흡하기 ☐

많이 웃기 ☐

기타 ______ ☐

운동/활동

종류 ______ 시간 ______ 분 강도 약 중 강

종류 ______ 시간 ______ 분 강도 약 중 강

오늘의 식사

아침 식단 ______

점심 식단 ______

저녁 식단 ______

처방약 & 보충제 복용

처방약 아침 ☐ 점심 ☐ 저녁 ☐

보충제 아침 ☐ 점심 ☐ 저녁 ☐

대변 상태

정상 ☐ 묽음 ☐ 딱딱함 ☐

설사 ☐ 기타 ☐

오늘의 감정

😊 좋음 / 😐 보통 / 😟 우울 / ☹️ 힘듦

통증 & 불편 증상

통증 정도 0 1 2 3 4 5

통증 위치 ______

증상 발생 시기 ______

불편한 점

메스꺼움 ☐ 구토 ☐ 어지럼 ☐

호흡곤란 ☐ 변비 ☐ 피부 트러블 ☐

손발 저림 ☐ 설사 ☐

기타 ______ ☐

오늘 마음이 가장 편안했던 순간을 써 보세요.

______

오늘의 컨디션을 한 문장으로 표현해 보세요.

______

오늘의 감사한 일 한 가지를 써 보세요.

______

"지금 마신 물 한 잔이 혈액을 씻는다."

Date.　　　/　　　/　　　/

오늘의 건강 선포

오늘의 할 일

오늘의 건강 지표

체중 ____________ kg

수면 시간 ____________ 시간

수면의 질　좋음　보통　없음

식욕　좋음　보통　없음

수분 섭취 (1컵 250ml)

오늘의 회복 습관

채소 주스 마시기 ☐

30분 이상 걷기 ☐

스트레칭하기 ☐

햇빛 쬐기 ☐

깊은 호흡하기 ☐

많이 웃기 ☐

기타 ____________ ☐

운동/활동

종류 ____________ 시간 ____________ 분 강도 약 중 강

종류 ____________ 시간 ____________ 분 강도 약 중 강

오늘의 식사

아침 식단 ______

점심 식단 ______

저녁 식단 ______

처방약 & 보충제 복용

처방약 아침 ☐ 점심 ☐ 저녁 ☐

보충제 아침 ☐ 점심 ☐ 저녁 ☐

대변 상태

정상 ☐ 묽음 ☐ 딱딱함 ☐

설사 ☐ 기타 ☐

오늘의 감정

😊 좋음 / 😐 보통 / 😟 우울 / ☹ 힘듦

통증 & 불편 증상

통증 정도 0 1 2 3 4 5

통증 위치 ______

증상 발생 시기 ______

불편한 점

메스꺼움 ☐ 구토 ☐ 어지럼 ☐

호흡곤란 ☐ 변비 ☐ 피부 트러블 ☐

손발 저림 ☐ 설사 ☐

기타 ______ ☐

오늘 마음이 가장 편안했던 순간을 써 보세요.

______

오늘의 컨디션을 한 문장으로 표현해 보세요.

______

오늘의 감사한 일 한 가지를 써 보세요.

______

"나는 회복 중이다. 나의 루틴은 치료다."

Date. / / /

오늘의 건강 선포

오늘의 할 일

오늘의 건강 지표

체중 ______ kg

수면 시간 ______ 시간

수면의 질 좋음 보통 없음

식욕 좋음 보통 없음

수분 섭취 (1컵 250ml)

오늘의 회복 습관

채소 주스 마시기 ☐

30분 이상 걷기 ☐

스트레칭하기 ☐

햇빛 쬐기 ☐

깊은 호흡하기 ☐

많이 웃기 ☐

기타 ______ ☐

운동/활동

종류 ______ 시간 ______ 분 강도 약 중 강

종류 ______ 시간 ______ 분 강도 약 중 강

오늘의 식사

아침 식단 ______________________

점심 식단 ______________________

저녁 식단 ______________________

처방약 & 보충제 복용

처방약 아침 ☐ 점심 ☐ 저녁 ☐

보충제 아침 ☐ 점심 ☐ 저녁 ☐

대변 상태

정상 ☐ 묽음 ☐ 딱딱함 ☐

설사 ☐ 기타 ☐

오늘의 감정

😊 좋음 / 😐 보통 / 😟 우울 / ☹ 힘듦

통증 & 불편 증상

통증 정도 0 — 1 — 2 — 3 — 4 — 5

통증 위치 ______________________

증상 발생 시기 ______________________

불편한 점

메스꺼움 ☐ 구토 ☐ 어지럼 ☐

호흡곤란 ☐ 변비 ☐ 피부 트러블 ☐

손발 저림 ☐ 설사 ☐

기타 ______________ ☐

오늘 마음이 가장 편안했던 순간을 써 보세요.

____

오늘의 컨디션을 한 문장으로 표현해 보세요.

____

오늘의 감사한 일 한 가지를 써 보세요.

____

"나를 위한 하루 30분은 내년의 건강을 위한 투자다."

Date. / / /

오늘의 건강 선포

오늘의 할 일

오늘의 건강 지표

체중 ______ kg

수면 시간 ______ 시간

수면의 질 좋음 보통 없음

식욕 좋음 보통 없음

수분 섭취 (1컵 250ml) □ □ □ □ □

오늘의 회복 습관

채소 주스 마시기 □

30분 이상 걷기 □

스트레칭하기 □

햇빛 쬐기 □

깊은 호흡하기 □

많이 웃기 □

기타 ______ □

운동/활동

종류 ______ 시간 ______ 분 강도 약 중 강

종류 ______ 시간 ______ 분 강도 약 중 강

오늘의 식사

아침 식단 ______________________

점심 식단 ______________________

저녁 식단 ______________________

처방약 & 보충제 복용

처방약 **아침** ☐ **점심** ☐ **저녁** ☐

보충제 **아침** ☐ **점심** ☐ **저녁** ☐

대변 상태

정상 ☐ 묽음 ☐ 딱딱함 ☐

설사 ☐ 기타 ☐

오늘의 감정

😊 **좋음** / 😐 **보통** / 😟 **우울** / ☹ **힘듦**

통증 & 불편 증상

통증 정도 0 1 2 3 4 5

통증 위치 ______________________

증상 발생 시기 ______________________

불편한 점

메스꺼움 ☐ 구토 ☐ 어지럼 ☐

호흡곤란 ☐ 변비 ☐ 피부 트러블 ☐

손발 저림 ☐ 설사 ☐

기타 ______________________ ☐

오늘 마음이 가장 편안했던 순간을 써 보세요.

____

오늘의 컨디션을 한 문장으로 표현해 보세요.

____

오늘의 감사한 일 한 가지를 써 보세요.

____

"희망은 습관으로 만들어지는 근육이다."

Date. / / /

오늘의 건강 선포

오늘의 할 일

오늘의 건강 지표

체중 ______ kg

수면 시간 ______ 시간

수면의 질 좋음 보통 없음

식욕 좋음 보통 없음

수분 섭취 (1컵 250ml)

오늘의 회복 습관

채소 주스 마시기 ☐

30분 이상 걷기 ☐

스트레칭하기 ☐

햇빛 쬐기 ☐

깊은 호흡하기 ☐

많이 웃기 ☐

기타 ______ ☐

운동/활동

종류 ______ 시간 ______ 분 강도 약 중 강

종류 ______ 시간 ______ 분 강도 약 중 강

오늘의 식사

아침 식단 ______________________

점심 식단 ______________________

저녁 식단 ______________________

처방약 & 보충제 복용

처방약 아침 ☐ 점심 ☐ 저녁 ☐

보충제 아침 ☐ 점심 ☐ 저녁 ☐

대변 상태

정상 ☐ 묽음 ☐ 딱딱함 ☐

설사 ☐ 기타 ☐

오늘의 감정

😊 좋음 / 😐 보통 / 😟 우울 / ☹ 힘듦

통증 & 불편 증상

통증 정도 0 1 2 3 4 5

통증 위치 ______________________

증상 발생 시기 ______________________

불편한 점

메스꺼움 ☐ 구토 ☐ 어지럼 ☐

호흡곤란 ☐ 변비 ☐ 피부 트러블 ☐

손발 저림 ☐ 설사 ☐

기타 ______________________ ☐

오늘 마음이 가장 편안했던 순간을 써 보세요.

____

오늘의 컨디션을 한 문장으로 표현해 보세요.

____

오늘의 감사한 일 한 가지를 써 보세요.

____

"회복자의 언어는 반복, 격려, 감사다."

Date. / / /

오늘의 건강 선포

___

___

오늘의 할 일

___

___

___

___

오늘의 건강 지표

체중 ______ kg

수면 시간 ______ 시간

수면의 질 좋음 보통 없음

식욕 좋음 보통 없음

수분 섭취 (1컵 250ml)

오늘의 회복 습관

채소 주스 마시기 ☐

30분 이상 걷기 ☐

스트레칭하기 ☐

햇빛 쬐기 ☐

깊은 호흡하기 ☐

많이 웃기 ☐

기타 ______ ☐

운동/활동

종류 ______ 시간 ______ 분 강도 약 중 강

종류 ______ 시간 ______ 분 강도 약 중 강

오늘의 식사

아침 식단 ______________________

점심 식단 ______________________

저녁 식단 ______________________

처방약 & 보충제 복용

처방약 아침 ☐ 점심 ☐ 저녁 ☐

보충제 아침 ☐ 점심 ☐ 저녁 ☐

대변 상태

정상 ☐ 묽음 ☐ 딱딱함 ☐

설사 ☐ 기타 ☐

오늘의 감정

좋음 / 보통 / 우울 / 힘듦

통증 & 불편 증상

통증 정도 0 1 2 3 4 5

통증 위치 ______________________

증상 발생 시기 ______________________

불편한 점

메스꺼움 ☐ 구토 ☐ 어지럼 ☐

호흡곤란 ☐ 변비 ☐ 피부 트러블 ☐

손발 저림 ☐ 설사 ☐

기타 ______________________ ☐

오늘 마음이 가장 편안했던 순간을 써 보세요.

____

오늘의 컨디션을 한 문장으로 표현해 보세요.

____

오늘의 감사한 일 한 가지를 써 보세요.

____

"습관은 영혼이 정리되는 방식이다."

Date.　　/　　/　　/

오늘의 건강 선포

오늘의 할 일

오늘의 건강 지표

체중 ________ kg

수면 시간 ________ 시간

수면의 질　좋음　보통　없음

식욕　좋음　보통　없음

수분 섭취 (1컵 250ml)

오늘의 회복 습관

채소 주스 마시기 ☐

30분 이상 걷기 ☐

스트레칭하기 ☐

햇빛 쬐기 ☐

깊은 호흡하기 ☐

많이 웃기 ☐

기타 ________ ☐

운동/활동

종류 ________ 시간 ________ 분 강도 약 중 강

종류 ________ 시간 ________ 분 강도 약 중 강

오늘의 식사

아침 식단 ______

점심 식단 ______

저녁 식단 ______

처방약 & 보충제 복용

처방약 **아침** ☐ **점심** ☐ **저녁** ☐

보충제 **아침** ☐ **점심** ☐ **저녁** ☐

대변 상태

정상 ☐ 묽음 ☐ 딱딱함 ☐

설사 ☐ 기타 ☐

오늘의 감정

😄 **좋음** / 😐 **보통** / 😟 **우울** / 😢 **힘듦**

통증 & 불편 증상

통증 정도 0 1 2 3 4 5

통증 위치 ______

증상 발생 시기 ______

불편한 점

메스꺼움 ☐ 구토 ☐ 어지럼 ☐

호흡곤란 ☐ 변비 ☐ 피부 트러블 ☐

손발 저림 ☐ 설사 ☐

기타 ______ ☐

오늘 마음이 가장 편안했던 순간을 써 보세요.

______

오늘의 컨디션을 한 문장으로 표현해 보세요.

______

오늘의 감사한 일 한 가지를 써 보세요.

______

"오늘도 회복하는 선택을 한 당신은 대단하다."

Date. / / /

오늘의 건강 선포

____

____

오늘의 할 일

____

____

____

____

오늘의 건강 지표

체중 __________ kg

수면 시간 __________ 시간

수면의 질 좋음 보통 없음

식욕 좋음 보통 없음

수분 섭취 (1컵 250ml)

오늘의 회복 습관

채소 주스 마시기 ☐

30분 이상 걷기 ☐

스트레칭하기 ☐

햇빛 쬐기 ☐

깊은 호흡하기 ☐

많이 웃기 ☐

기타 __________ ☐

운동/활동

종류 __________ 시간 __________ 분 강도 약 중 강

종류 __________ 시간 __________ 분 강도 약 중 강

오늘의 식사

아침 식단 ______________________

점심 식단 ______________________

저녁 식단 ______________________

처방약 & 보충제 복용

처방약	아침 ☐	점심 ☐	저녁 ☐
보충제	아침 ☐	점심 ☐	저녁 ☐

대변 상태

정상 ☐ 묽음 ☐ 딱딱함 ☐

설사 ☐ 기타 ☐

오늘의 감정

😊 좋음 / 😐 보통 / 😟 우울 / ☹ 힘듦

통증 & 불편 증상

통증 정도 0 1 2 3 4 5

통증 위치 ______________________

증상 발생 시기 ______________________

불편한 점

메스꺼움 ☐ 구토 ☐ 어지럼 ☐

호흡곤란 ☐ 변비 ☐ 피부 트러블 ☐

손발 저림 ☐ 설사 ☐

기타 ______________ ☐

오늘 마음이 가장 편안했던 순간을 써 보세요.

____

오늘의 컨디션을 한 문장으로 표현해 보세요.

____

오늘의 감사한 일 한 가지를 써 보세요.

____

"작은 실천은 큰 결과로 돌아온다."

Date. / / /

오늘의 건강 선포

오늘의 할 일

오늘의 건강 지표

체중 ____________ kg

수면 시간 ____________ 시간

수면의 질 좋음 보통 없음

식욕 좋음 보통 없음

수분 섭취 (1컵 250ml)

오늘의 회복 습관

채소 주스 마시기 ☐

30분 이상 걷기 ☐

스트레칭하기 ☐

햇빛 쬐기 ☐

깊은 호흡하기 ☐

많이 웃기 ☐

기타 ____________ ☐

운동/활동

종류 ____________ 시간 ____________ 분 강도 약 중 강

종류 ____________ 시간 ____________ 분 강도 약 중 강

오늘의 식사

아침 식단 ______________________

점심 식단 ______________________

저녁 식단 ______________________

처방약 & 보충제 복용

처방약 아침 ☐ 점심 ☐ 저녁 ☐

보충제 아침 ☐ 점심 ☐ 저녁 ☐

대변 상태

정상 ☐ 묽음 ☐ 딱딱함 ☐

설사 ☐ 기타 ☐

오늘의 감정

좋음 / 보통 / 우울 / 힘듦

통증 & 불편 증상

통증 정도 0 1 2 3 4 5

통증 위치 ______________________

증상 발생 시기 ______________________

불편한 점

메스꺼움 ☐ 구토 ☐ 어지럼 ☐

호흡곤란 ☐ 변비 ☐ 피부 트러블 ☐

손발 저림 ☐ 설사 ☐

기타 ______________________ ☐

오늘 마음이 가장 편안했던 순간을 써 보세요.

____

오늘의 컨디션을 한 문장으로 표현해 보세요.

____

오늘의 감사한 일 한 가지를 써 보세요.

____

"회복은 계획이 아니라 흐름이다."

Date.　　　/　　　/　　　/

오늘의 건강 선포

____

____

오늘의 할 일

____

____

____

____

오늘의 건강 지표

체중 ______________ kg

수면 시간 ______________ 시간

수면의 질　좋음　보통　없음

식욕　좋음　보통　없음

수분 섭취 (1컵 250ml)

오늘의 회복 습관

채소 주스 마시기 □

30분 이상 걷기 □

스트레칭하기 □

햇빛 쬐기 □

깊은 호흡하기 □

많이 웃기 □

기타 ______________________ □

운동/활동

종류 ________________ 시간 ____________ 분　강도　약　중　강

종류 ________________ 시간 ____________ 분　강도　약　중　강

오늘의 식사

아침 식단 ______

점심 식단 ______

저녁 식단 ______

처방약 & 보충제 복용

처방약 아침 ☐ 점심 ☐ 저녁 ☐

보충제 아침 ☐ 점심 ☐ 저녁 ☐

대변 상태

정상 ☐ 묽음 ☐ 딱딱함 ☐

설사 ☐ 기타 ☐

오늘의 감정

좋음 / 보통 / 우울 / 힘듦

통증 & 불편 증상

통증 정도 0 1 2 3 4 5

통증 위치 ______

증상 발생 시기 ______

불편한 점

메스꺼움 ☐ 구토 ☐ 어지럼 ☐

호흡곤란 ☐ 변비 ☐ 피부 트러블 ☐

손발 저림 ☐ 설사 ☐

기타 ______ ☐

오늘 마음이 가장 편안했던 순간을 써 보세요.

______

오늘의 컨디션을 한 문장으로 표현해 보세요.

______

오늘의 감사한 일 한 가지를 써 보세요.

______

"내일을 바꾸는 가장 쉬운 방법은 오늘 루틴을 지키는 것이다."

Date.　　/　　/　　/

오늘의 건강 선포

오늘의 할 일

오늘의 건강 지표

체중 ______ kg

수면 시간 ______ 시간

수면의 질　좋음　보통　없음

식욕　좋음　보통　없음

수분 섭취 (1컵 250ml)

오늘의 회복 습관

채소 주스 마시기 ☐

30분 이상 걷기 ☐

스트레칭하기 ☐

햇빛 쬐기 ☐

깊은 호흡하기 ☐

많이 웃기 ☐

기타 ______ ☐

운동/활동

종류 ______ 시간 ______ 분　강도　약　중　강

종류 ______ 시간 ______ 분　강도　약　중　강

오늘의 식사

아침 식단 ________________

점심 식단 ________________

저녁 식단 ________________

처방약 & 보충제 복용

처방약 아침 ☐ 점심 ☐ 저녁 ☐

보충제 아침 ☐ 점심 ☐ 저녁 ☐

대변 상태

정상 ☐ 묽음 ☐ 딱딱함 ☐

설사 ☐ 기타 ☐

오늘의 감정

좋음 / 보통 / 우울 / 힘듦

통증 & 불편 증상

통증 정도 0 1 2 3 4 5

통증 위치 ________________

증상 발생 시기 ________________

불편한 점

메스꺼움 ☐ 구토 ☐ 어지럼 ☐

호흡곤란 ☐ 변비 ☐ 피부 트러블 ☐

손발 저림 ☐ 설사 ☐

기타 ________________ ☐

오늘 마음이 가장 편안했던 순간을 써 보세요.

____

오늘의 컨디션을 한 문장으로 표현해 보세요.

____

오늘의 감사한 일 한 가지를 써 보세요.

____

"밥상이 바뀌면 인생이 바뀐다."

Date.　　　/　　　/　　　/

오늘의 건강 선포

______

______

오늘의 할 일

______

______

______

______

오늘의 건강 지표

체중 ______ kg

수면 시간 ______ 시간

수면의 질	좋음	보통	없음
식욕	좋음	보통	없음

수분 섭취 (1컵 250ml)

오늘의 회복 습관

- 채소 주스 마시기 ☐
- 30분 이상 걷기 ☐
- 스트레칭하기 ☐
- 햇빛 쬐기 ☐
- 깊은 호흡하기 ☐
- 많이 웃기 ☐
- 기타 ______ ☐

운동/활동

종류 ______ 시간 ______ 분 강도 약 중 강

종류 ______ 시간 ______ 분 강도 약 중 강

오늘의 식사

아침 식단 ______________________

점심 식단 ______________________

저녁 식단 ______________________

처방약 & 보충제 복용

처방약 아침 ☐ 점심 ☐ 저녁 ☐

보충제 아침 ☐ 점심 ☐ 저녁 ☐

대변 상태

정상 ☐ 묽음 ☐ 딱딱함 ☐

설사 ☐ 기타 ☐

오늘의 감정

좋음 / 보통 / 우울 / 힘듦

통증 & 불편 증상

통증 정도 0 1 2 3 4 5

통증 위치 ______________________

증상 발생 시기 ______________________

불편한 점

메스꺼움 ☐ 구토 ☐ 어지럼 ☐

호흡곤란 ☐ 변비 ☐ 피부 트러블 ☐

손발 저림 ☐ 설사 ☐

기타 ______________________ ☐

오늘 마음이 가장 편안했던 순간을 써 보세요.

____

오늘의 컨디션을 한 문장으로 표현해 보세요.

____

오늘의 감사한 일 한 가지를 써 보세요.

____

"몸은 반복을 기억한다."

Date.　　/　　/　　/

오늘의 건강 선포

오늘의 할 일

오늘의 건강 지표

체중 ________ kg

수면 시간 ________ 시간

수면의 질　좋음　보통　없음

식욕　좋음　보통　없음

수분 섭취 (1컵 250ml)

오늘의 회복 습관

채소 주스 마시기 ☐

30분 이상 걷기 ☐

스트레칭하기 ☐

햇빛 쬐기 ☐

깊은 호흡하기 ☐

많이 웃기 ☐

기타 ________ ☐

운동/활동

종류 ________ 시간 ________ 분　강도　약　중　강

종류 ________ 시간 ________ 분　강도　약　중　강

오늘의 식사

아침 식단 ______________________

점심 식단 ______________________

저녁 식단 ______________________

처방약 & 보충제 복용

처방약 아침 ☐ 점심 ☐ 저녁 ☐

보충제 아침 ☐ 점심 ☐ 저녁 ☐

대변 상태

정상 ☐ 묽음 ☐ 딱딱함 ☐

설사 ☐ 기타 ☐

오늘의 감정

좋음 / 보통 / 우울 / 힘듦

통증 & 불편 증상

통증 정도 0 1 2 3 4 5

통증 위치 ______________________

증상 발생 시기 ______________________

불편한 점

메스꺼움 ☐ 구토 ☐ 어지럼 ☐

호흡곤란 ☐ 변비 ☐ 피부 트러블 ☐

손발 저림 ☐ 설사 ☐

기타 ______________________ ☐

오늘 마음이 가장 편안했던 순간을 써 보세요.

____

오늘의 컨디션을 한 문장으로 표현해 보세요.

____

오늘의 감사한 일 한 가지를 써 보세요.

____

"나는 어제보다 강해지고 있다."

Date.　　　/　　　/　　　/

오늘의 건강 선포

____

____

오늘의 할 일

____

____

____

____

오늘의 건강 지표

체중 ____________ kg

수면 시간 ____________ 시간

수면의 질　좋음　보통　없음

식욕　좋음　보통　없음

수분 섭취 (1컵 250ml)

오늘의 회복 습관

채소 주스 마시기 ☐

30분 이상 걷기 ☐

스트레칭하기 ☐

햇빛 쬐기 ☐

깊은 호흡하기 ☐

많이 웃기 ☐

기타 ____________ ☐

운동/활동

종류 ____________ 시간 ____________ 분 강도 약 중 강

종류 ____________ 시간 ____________ 분 강도 약 중 강

오늘의 식사

아침 식단 ______

점심 식단 ______

저녁 식단 ______

처방약 & 보충제 복용

처방약 아침 ☐ 점심 ☐ 저녁 ☐

보충제 아침 ☐ 점심 ☐ 저녁 ☐

대변 상태

정상 ☐ 묽음 ☐ 딱딱함 ☐

설사 ☐ 기타 ☐

오늘의 감정

좋음 / 보통 / 우울 / 힘듦

통증 & 불편 증상

통증 정도 0 1 2 3 4 5

통증 위치 ______

증상 발생 시기 ______

불편한 점

메스꺼움 ☐ 구토 ☐ 어지럼 ☐

호흡곤란 ☐ 변비 ☐ 피부 트러블 ☐

손발 저림 ☐ 설사 ☐

기타 ______ ☐

오늘 마음이 가장 편안했던 순간을 써 보세요.

______

오늘의 컨디션을 한 문장으로 표현해 보세요.

______

오늘의 감사한 일 한 가지를 써 보세요.

______

"감사는 세포의 회복력이다."

Date.　　　/　　　/　　　/

오늘의 건강 선포

오늘의 할 일

오늘의 건강 지표

체중 ______________ kg

수면 시간 ______________ 시간

수면의 질 좋음 보통 없음

식욕 좋음 보통 없음

수분 섭취 (1컵 250ml)

오늘의 회복 습관

채소 주스 마시기 ☐

30분 이상 걷기 ☐

스트레칭하기 ☐

햇빛 쬐기 ☐

깊은 호흡하기 ☐

많이 웃기 ☐

기타 ______________ ☐

운동/활동

종류 ______________ 시간 ______________ 분 강도 약 중 강

종류 ______________ 시간 ______________ 분 강도 약 중 강

오늘의 식사

아침 식단 ____________________

점심 식단 ____________________

저녁 식단 ____________________

처방약 & 보충제 복용

처방약 아침 ☐ 점심 ☐ 저녁 ☐

보충제 아침 ☐ 점심 ☐ 저녁 ☐

대변 상태

정상 ☐ 묽음 ☐ 딱딱함 ☐

설사 ☐ 기타 ☐

오늘의 감정

좋음 / 보통 / 우울 / 힘듦

통증 & 불편 증상

통증 정도 0 1 2 3 4 5

통증 위치 ____________________

증상 발생 시기 ____________________

불편한 점

메스꺼움 ☐ 구토 ☐ 어지럼 ☐

호흡곤란 ☐ 변비 ☐ 피부 트러블 ☐

손발 저림 ☐ 설사 ☐

기타 ____________________ ☐

오늘 마음이 가장 편안했던 순간을 써 보세요.

____

오늘의 컨디션을 한 문장으로 표현해 보세요.

____

오늘의 감사한 일 한 가지를 써 보세요.

____

"하루 한 문장이 생각을 바꾸고 몸을 바꾼다."

Date. / / /

오늘의 건강 선포

오늘의 할 일

오늘의 건강 지표

체중 ______ kg

수면 시간 ______ 시간

수면의 질 좋음 보통 없음

식욕 좋음 보통 없음

수분 섭취 (1컵 250ml)

오늘의 회복 습관

채소 주스 마시기 ☐

30분 이상 걷기 ☐

스트레칭하기 ☐

햇빛 쬐기 ☐

깊은 호흡하기 ☐

많이 웃기 ☐

기타 ______ ☐

운동/활동

종류 ______ 시간 ______ 분 강도 약 중 강

종류 ______ 시간 ______ 분 강도 약 중 강

오늘의 식사

아침 식단 ______

점심 식단 ______

저녁 식단 ______

처방약 & 보충제 복용

처방약 아침 ☐ 점심 ☐ 저녁 ☐

보충제 아침 ☐ 점심 ☐ 저녁 ☐

대변 상태

정상 ☐ 묽음 ☐ 딱딱함 ☐

설사 ☐ 기타 ☐

오늘의 감정

좋음 / 보통 / 우울 / 힘듦

통증 & 불편 증상

통증 정도 0 1 2 3 4 5

통증 위치 ______

증상 발생 시기 ______

불편한 점

메스꺼움 ☐ 구토 ☐ 어지럼 ☐

호흡곤란 ☐ 변비 ☐ 피부 트러블 ☐

손발 저림 ☐ 설사 ☐

기타 ______ ☐

오늘 마음이 가장 편안했던 순간을 써 보세요.

______

오늘의 컨디션을 한 문장으로 표현해 보세요.

______

오늘의 감사한 일 한 가지를 써 보세요.

______

"정해진 시간에 자는 것이 최고의 면역 요법이다."

Date.　　　/　　　/　　　/

오늘의 건강 선포

____

____

오늘의 할 일

____

____

____

____

오늘의 건강 지표

체중 ______________ kg

수면 시간 ______________ 시간

수면의 질　좋음　보통　없음

식욕　좋음　보통　없음

수분 섭취 (1컵 250ml)

오늘의 회복 습관

채소 주스 마시기 ☐

30분 이상 걷기 ☐

스트레칭하기 ☐

햇빛 쬐기 ☐

깊은 호흡하기 ☐

많이 웃기 ☐

기타 ______________ ☐

운동/활동

종류 ______________ 시간 ______________ 분　강도　약　중　강

종류 ______________ 시간 ______________ 분　강도　약　중　강

오늘의 식사

아침 식단 ____________________

점심 식단 ____________________

저녁 식단 ____________________

처방약 & 보충제 복용

처방약 아침 ☐ 점심 ☐ 저녁 ☐

보충제 아침 ☐ 점심 ☐ 저녁 ☐

대변 상태

정상 ☐ 묽음 ☐ 딱딱함 ☐

설사 ☐ 기타 ☐

오늘의 감정

좋음 / 보통 / 우울 / 힘듦

통증 & 불편 증상

통증 정도 0 1 2 3 4 5

통증 위치 ____________________

증상 발생 시기 ____________________

불편한 점

메스꺼움 ☐ 구토 ☐ 어지럼 ☐

호흡곤란 ☐ 변비 ☐ 피부 트러블 ☐

손발 저림 ☐ 설사 ☐

기타 ____________________ ☐

오늘 마음이 가장 편안했던 순간을 써 보세요.

____

오늘의 컨디션을 한 문장으로 표현해 보세요.

____

오늘의 감사한 일 한 가지를 써 보세요.

____

"내 몸의 리듬을 존중하는 것이 회복의 시작이다."

Date.　　　/　　　/　　　/

오늘의 건강 선포

오늘의 할 일

오늘의 건강 지표

체중 ________ kg

수면 시간 ________ 시간

수면의 질　좋음　보통　없음

식욕　좋음　보통　없음

수분 섭취 (1컵 250ml)

오늘의 회복 습관

채소 주스 마시기 ☐

30분 이상 걷기 ☐

스트레칭하기 ☐

햇빛 쬐기 ☐

깊은 호흡하기 ☐

많이 웃기 ☐

기타 ________ ☐

운동/활동

종류 ________ 시간 ________ 분　강도　약　중　강

종류 ________ 시간 ________ 분　강도　약　중　강

오늘의 식사

아침 식단 ______

점심 식단 ______

저녁 식단 ______

처방약 & 보충제 복용

처방약 아침 ☐ 점심 ☐ 저녁 ☐

보충제 아침 ☐ 점심 ☐ 저녁 ☐

대변 상태

정상 ☐ 묽음 ☐ 딱딱함 ☐

설사 ☐ 기타 ☐

오늘의 감정

좋음 / 보통 / 우울 / 힘듦

통증 & 불편 증상

통증 정도 0 1 2 3 4 5

통증 위치 ______

증상 발생 시기 ______

불편한 점

메스꺼움 ☐ 구토 ☐ 어지럼 ☐

호흡곤란 ☐ 변비 ☐ 피부 트러블 ☐

손발 저림 ☐ 설사 ☐

기타 ______ ☐

오늘 마음이 가장 편안했던 순간을 써 보세요.

______

오늘의 컨디션을 한 문장으로 표현해 보세요.

______

오늘의 감사한 일 한 가지를 써 보세요.

______

"가장 강한 약은 습관이다."

Date. / / /

오늘의 건강 선포

오늘의 할 일

오늘의 건강 지표

체중 ______ kg

수면 시간 ______ 시간

수면의 질 좋음 보통 없음

식욕 좋음 보통 없음

수분 섭취 (1컵 250ml)

오늘의 회복 습관

채소 주스 마시기 ☐

30분 이상 걷기 ☐

스트레칭하기 ☐

햇빛 쬐기 ☐

깊은 호흡하기 ☐

많이 웃기 ☐

기타 ______ ☐

운동/활동

종류 ______ 시간 ______ 분 강도 약 중 강

종류 ______ 시간 ______ 분 강도 약 중 강

오늘의 식사

아침 식단 ____________________

점심 식단 ____________________

저녁 식단 ____________________

처방약 & 보충제 복용

처방약 아침 ☐ 점심 ☐ 저녁 ☐

보충제 아침 ☐ 점심 ☐ 저녁 ☐

대변 상태

정상 ☐ 묽음 ☐ 딱딱함 ☐

설사 ☐ 기타 ☐

오늘의 감정

좋음 / 보통 / 우울 / 힘듦

통증 & 불편 증상

통증 정도 0 1 2 3 4 5

통증 위치 ____________________

증상 발생 시기 ____________________

불편한 점

메스꺼움 ☐ 구토 ☐ 어지럼 ☐

호흡곤란 ☐ 변비 ☐ 피부 트러블 ☐

손발 저림 ☐ 설사 ☐

기타 ____________________ ☐

오늘 마음이 가장 편안했던 순간을 써 보세요.

____

오늘의 컨디션을 한 문장으로 표현해 보세요.

____

오늘의 감사한 일 한 가지를 써 보세요.

____

"정서적 회복이 신체 회복보다 먼저 일어난다."

Date. / / /

오늘의 건강 선포

오늘의 할 일

오늘의 건강 지표

체중 ______ kg

수면 시간 ______ 시간

수면의 질 좋음 보통 없음

식욕 좋음 보통 없음

수분 섭취 (1컵 250ml)

오늘의 회복 습관

채소 주스 마시기 ☐

30분 이상 걷기 ☐

스트레칭하기 ☐

햇빛 쬐기 ☐

깊은 호흡하기 ☐

많이 웃기 ☐

기타 ______ ☐

운동/활동

종류 ______ 시간 ______ 분 강도 약 중 강

종류 ______ 시간 ______ 분 강도 약 중 강

오늘의 식사

아침 식단

점심 식단

저녁 식단

처방약 & 보충제 복용

처방약 아침 □ 점심 □ 저녁 □

보충제 아침 □ 점심 □ 저녁 □

대변 상태

정상 □ 묽음 □ 딱딱함 □

설사 □ 기타 □

오늘의 감정

좋음 / 보통 / 우울 / 힘듦

통증 & 불편 증상

통증 정도 0 1 2 3 4 5

통증 위치

증상 발생 시기

불편한 점

메스꺼움 □ 구토 □ 어지럼 □

호흡곤란 □ 변비 □ 피부 트러블 □

손발 저림 □ 설사 □

기타 □

오늘 마음이 가장 편안했던 순간을 써 보세요.

오늘의 컨디션을 한 문장으로 표현해 보세요.

오늘의 감사한 일 한 가지를 써 보세요.

"오늘의 작은 성공은 내일의 큰 성공이 된다."

혈액검사지표

항목		날짜				
		/	/	/	/	/
일반혈액검사	백혈구/WBC					
	적혈구/RBC					
	혈색소/Hemoglobin					
	혈소판수/PLT Count					
	호중구/Neutrophil					
	임파구/Lymphocyte					
	단핵구/Monocyte					
	염증수치/CRP					
	적혈구침강속도/ESR					
	비타민D/Vit.D					
일반화학검사	혈당/Glucose					
	당화혈색소/HbA1c					
	혈액소질소/BUN					
	크레아티닌/Creatinine					
	신사구체 여과율/eGFR					
	요산/Uric Acid					
	총단백/Total Protein					
	알부민/Albumin					
	총빌리루빈/T.Bilirubin					

항목		날짜				
		/	/	/	/	/
일반화학검사	알칼리인산분해요소/Alk. Phos					
	아스파르테이트아미노전이효소/AST(GOT)					
	알라닌아미노전이효소/ALT(GPT)					
	젖산탈수소효소/LDH					
	중성지방/Triglyceride					
	콜레스테롤/Cholesterol					
	고밀도지단백콜레스테롤/HDL					
	저밀도지단백콜레스테롤/LDL					
내분비	유리티록신/Free T4					
	갑상선자극호르몬/TSH					
소변	소변 pH					
기타						

혈액검사지표

항목		날짜				
		/	/	/	/	/
일반혈액검사	백혈구/WBC					
	적혈구/RBC					
	혈색소/Hemoglobin					
	혈소판수/PLT Count					
	호중구/Neutrophil					
	임파구/Lymphocyte					
	단핵구/Monocyte					
	염증수치/CRP					
	적혈구침강속도/ESR					
	비타민D/Vit.D					
일반화학검사	혈당/Glucose					
	당화혈색소/HbA1c					
	혈액소질소/BUN					
	크레아티닌/Creatinine					
	신사구체 여과율/eGFR					
	요산/Uric Acid					
	총단백/Total Protein					
	알부민/Albumin					
	총빌리루빈/T.Bilirubin					

<table>
<tr><th colspan="2" rowspan="2">항목</th><th colspan="5">날짜</th></tr>
<tr><th>/</th><th>/</th><th>/</th><th>/</th><th>/</th></tr>
<tr><td rowspan="8">일반화학검사</td><td>알칼리인산분해요소/Alk. Phos</td><td></td><td></td><td></td><td></td><td></td></tr>
<tr><td>아스파르테이트아미노전이효소/AST(GOT)</td><td></td><td></td><td></td><td></td><td></td></tr>
<tr><td>알라닌아미노전이효소/ALT(GPT)</td><td></td><td></td><td></td><td></td><td></td></tr>
<tr><td>젖산탈수소효소/LDH</td><td></td><td></td><td></td><td></td><td></td></tr>
<tr><td>중성지방/Triglyceride</td><td></td><td></td><td></td><td></td><td></td></tr>
<tr><td>콜레스테롤/Cholesterol</td><td></td><td></td><td></td><td></td><td></td></tr>
<tr><td>고밀도지단백콜레스테롤/HDL</td><td></td><td></td><td></td><td></td><td></td></tr>
<tr><td>저밀도지단백콜레스테롤/LDL</td><td></td><td></td><td></td><td></td><td></td></tr>
<tr><td rowspan="2">내분비</td><td>유리티록신/Free T4</td><td></td><td></td><td></td><td></td><td></td></tr>
<tr><td>갑상선자극호르몬/TSH</td><td></td><td></td><td></td><td></td><td></td></tr>
<tr><td rowspan="2">소변</td><td>소변 pH</td><td></td><td></td><td></td><td></td><td></td></tr>
<tr><td></td><td></td><td></td><td></td><td></td><td></td></tr>
<tr><td rowspan="7">기타</td><td></td><td></td><td></td><td></td><td></td><td></td></tr>
<tr><td></td><td></td><td></td><td></td><td></td><td></td></tr>
<tr><td></td><td></td><td></td><td></td><td></td><td></td></tr>
<tr><td></td><td></td><td></td><td></td><td></td><td></td></tr>
<tr><td></td><td></td><td></td><td></td><td></td><td></td></tr>
<tr><td></td><td></td><td></td><td></td><td></td><td></td></tr>
<tr><td></td><td></td><td></td><td></td><td></td><td></td></tr>
</table>

MEMO

MEMO

MEMO

MEMO

MEMO

MEMO

MEMO